全国高等职业教育康复治疗技术专业"十三五"规划教材

康复医学导论

（供康复治疗技术专业使用）

主　　编　杨　毅　胡　德

副 主 编　徐远红　曾德昕

编　　者　（以姓氏笔画为序）

马成龙（广东省工伤康复医院）

孙绮彧（贵阳护理职业学院）

杨　毅（湖北职业技术学院）

李琳慧（江西中医药大学）

胡　德（湖南省残疾人康复研究中心，湖南省残疾人康复协会）

徐远红（湖北医药学院附属太和医院）

徐珊珊（宁波卫生职业技术学院）

董林青（山东中医药高等专科学校）

曾德昕（长沙卫生职业学院）

编写秘书　蒋　欣（湖北职业技术学院）

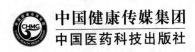

中国健康传媒集团

中国医药科技出版社

内 容 提 要

本教材为"全国高等职业教育康复治疗技术专业'十三五'规划教材"之一,系根据本套教材的编写指导思想和原则要求,结合专业培养目标和本课程的教学目标、内容与任务要求编写而成。本教材具有专业针对性强、紧密结合新时代行业要求和社会用人需求、与职业技能鉴定相对接的特点;内容主要包括康复医学的基本概念及工作内容、康复医学的地位和作用、康复医学的基本原则和服务方式、康复医学机构的设置、康复医学的专业人员组成及其工作方式、残疾学与功能障碍、人体发育学概况、社区康复概况等。本教材为书网融合教材,即纸质教材有机融合电子教材、教学配套资源(PPT、微课、视频、图片等)、题库系统、数字化教学服务(在线教学、在线作业、在线考试)。

本教材供全国高等职业教育康复治疗专业师生使用,也可作为康复治疗专业工作者及其他医疗卫生人员的参考用书。

图书在版编目(CIP)数据

康复医学导论 / 杨毅,胡德主编. —北京:中国医药科技出版社,2019.12

全国高等职业教育康复治疗技术专业"十三五"规划教材

ISBN 978-7-5214-1456-1

Ⅰ. ①康… Ⅱ. ①杨… ②胡… Ⅲ. ①康复医学-高等职业教育-教材 Ⅳ. ①R49

中国版本图书馆 CIP 数据核字(2019)第 266927 号

美术编辑　陈君杞
版式设计　易维鑫

出版　**中国健康传媒集团** | 中国医药科技出版社
地址　北京市海淀区文慧园北路甲 22 号
邮编　100082
电话　发行:010-62227427　邮购:010-62236938
网址　www.cmstp.com
规格　889×1194mm $\frac{1}{16}$
印张　10 $\frac{1}{2}$
字数　233 千字
版次　2019 年 12 月第 1 版
印次　2024 年 1 月第 2 次印刷
印刷　三河市万龙印装有限公司
经销　全国各地新华书店
书号　ISBN 978-7-5214-1456-1
定价　**35.00 元**

获取新书信息、投稿、为图书纠错,请扫码联系我们。

数字化教材编委会

主　编　杨　毅　胡　德

副主编　徐远红　曾德昕

编　者　（以姓氏笔画为序）

马成龙（广东省工伤康复医院）

孙绮彧（贵阳护理职业学院）

杨　毅（湖北职业技术学院）

李琳慧（江西中医药大学）

胡　德（湖南省残疾人康复研究中心，湖南省残疾人康复协会）

徐远红（湖北医药学院附属太和医院）

徐珊珊（宁波卫生职业技术学院）

董林青（山东中医药高等专科学校）

蒋　欣（湖北职业技术学院）

曾德昕（长沙卫生职业学院）

全国高等职业教育康复治疗技术专业"十三五"规划教材

出版说明

为深入贯彻《现代职业教育体系建设规划（2014－2020 年）》以及《医药卫生中长期人才发展规划（2011－2020 年）》文件的精神，满足高职高专康复治疗技术专业培养目标和其主要职业能力的要求，不断提升人才培养水平和教育教学质量，在教育部、国家卫生健康委员会及国家药品监督管理局的领导和指导下，在全国卫生职业教育教学指导委员会康复治疗技术专业委员会有关专家的大力支持和组织下，在本套教材建设指导委员会主任委员江苏医药职业学院陈国忠教授等专家的指导和顶层设计下，中国医药科技出版社有限公司组织全国 80 余所高职高专院校及其附属医疗机构近 150 名专家、教师历时1 年精心编撰了"全国高等职业教育康复治疗技术专业'十三五'规划教材"，该套教材即将付梓出版。

本套教材包括高等职业教育康复治疗技术专业理论课程主干教材共计 13 门，主要供全国高等职业教育康复治疗技术专业教学使用。

本套教材定位清晰、特色鲜明，主要体现在以下方面。

一、紧扣培养目标，满足职业标准和岗位要求

本套教材的编写，始终坚持"去学科、从目标"的指导思想，淡化学科意识，遵从高等职业教育康复治疗技术专业培养目标要求，对接职业标准和岗位要求，培养能胜任基层医疗与康复机构的康复治疗或相关岗位，具备康复治疗基本理论、基本知识，掌握康复评定和康复治疗的基本技术及其应用能力，以及人际沟通、团队合作和利用社会康复资源能力的高端技能型康复治疗技术专门人才，教材内容从理论知识的深度、广度和技术操作、技能训练等方面充分体现了上述要求，特色鲜明。

二、体现专业特色，整体优化，紧跟学科发展步伐

本套教材的编写特色体现在专业思想、专业知识、专业工作方法和技能上。同时，基础课、专业基础课教材的内容与专业课教材内容对接，专业课教材内容与岗位对接，教材内容着重强调符合基层岗位需求。教材内容真正体现康复治疗工作实际，紧跟学科和临床发展步伐，具有科学性和先进性。强调全套教材内容的整体优化，并注重不同教材内容的联系与衔接，避免了遗漏和不必要的交叉重复。

三、对接考纲，满足康复（士）资格考试要求

本套教材中，涉及康复医学治疗技术初级（士）资格考试相关课程教材的内容紧密对接《康复医学治疗技术初级（士）资格考试大纲》，并在教材中插入康复医学治疗技术初级（士）资格考试"考点提示"，有助于学生复习考试，提升考试通过率。

四、书网融合，使教与学更便捷更轻松

全套教材为书网融合教材，即纸质教材与数字教材、配套教学资源、题库系统、数字化教学服务有机融合。通过"一书一码"的强关联，为读者提供全免费增值服务。按教材封底的提示激活教材后，读者可通过 PC、手机阅读电子教材和配套课程资源（PPT、微课、视频等），并可在线进行同步练习，实时反馈答案和解析。同时，读者也可以直接扫描书中二维码，阅读与教材内容关联的课程资源，从而丰富学习体验，使学习更便捷。教师可通过 PC 在线创建课程，与学生互动，开展在线课程内容定制、布置和批改作业、在线组织考试、讨论与答疑等教学活动，学生通过 PC、手机均可实现在线作业、在线考试，提升学习效率，使教与学更轻松。此外，平台尚有数据分析、教学诊断等功能，可为教学研究与管理提供技术和数据支撑。

编写出版本套高质量教材，得到了全国知名专家的精心指导和各有关院校领导与编者的大力支持，在此一并表示衷心感谢。出版发行本套教材，希望受到广大师生欢迎，并在教学中积极使用本套教材和提出宝贵意见，以便修订完善，共同打造精品教材，为促进我国高等职业教育康复治疗技术专业教育教学改革和人才培养做出积极贡献。

中国医药科技出版社

2019 年 11 月

全国高等职业教育康复治疗技术专业"十三五"规划教材

建设指导委员会

前 言
Foreword

康复医学是以康复为目的的医学新领域，具有明确的特征、范畴、知识结构，具有专门的诊疗技术以及相对独立的理论体系。当前，国内康复医学事业的发展一日千里，康复医学已成为健康中国以及全民健康的重要保障。康复治疗人才的培养已经成为当前医学教育的重要组成部分。现代康复医学在我国起步相对较晚，是一门新兴的学科，尤其是康复治疗专业人才有着迅速增长的社会需求，保有量还远不能满足实际社会需要。近年来，我国康复治疗专业人才培养规模逐年增大，目前年招生规模已近 5 万人，人才培养逐步规范化，因此规范化的教材建设势在必行。

《康复医学导论》是供康复治疗技术专业使用的系列教材之一，阐述康复医学或康复治疗学专业的基础理论、基本知识，是专业学习不可或缺的部分。本教材系统介绍了康复医学的基本概念及工作内容、康复医学的地位和作用、康复医学的服务方式、康复医疗机构的设置、专业人员组成及其工作方式。同时另辟章节，介绍了残疾学、人体发育学、社区康复的相关内容，包括残疾的概念、分类、残疾评定与预防、功能障碍；介绍了人体发育评定、婴幼儿期、儿童及青春期、成年期发育概况；介绍了社区康复的基本概念、社区康复训练与服务、社区残疾预防的内容。

本教材是在总结国内同行教学及临床经验的前提下，按照康复治疗专业人才培养及教学的整体要求编写而成。编者在编写教材过程中，体现"三基"（基础理论、基本知识和基本技能）和"五性"（思想性、科学性、先进性、启发性和适用性）的原则，力求突出职业教育人才培养的要求与特点，力争达到概念准确、层次分明、结构合理、条理清晰。在内容的组织上以适度够用为原则，在文字的编排上尊重了职业教育规律，兼顾了职业院校学生的认知特点。

本教材主要供高等职业院校康复治疗技术专业师生使用，也可作为康复治疗专业工作者及其他医疗卫生人员参考使用。

本教材编者是来自国内多所职业院校的康复治疗专业教师，以及康复医疗机构的康复医生与康复治疗师，均具有丰富的教学或临床经验，在编写过程都付出了辛勤的劳动，编写工作同时得到了编者所在单位的大力支持，在此一并致谢。

目前，康复治疗技术日新月异，发展迅速，教材建设有一定的周期，加之时间仓促，编者水平所限，不足之处在所难免，敬请行业专家及读者批评指正。

编 者
2019 年 12 月

目 录
Contents

第一章

康复医学概述

知识目标

1. **掌握** 康复与康复医学的基本概念、基本内涵。
2. **熟悉** 健康的定义；康复与康复医学的区别和关联；康复医学的基本工作内容。
3. **了解** 康复医学发展史、我国康复医学发展现状。

能力目标

1. 学会应用康复的视角看待医学实践过程中的功能障碍。
2. 培养学生具备专业思想，建立初步的康复理念，为学习后续的专业课程打下良好的基础。

第一节 基本概念

 案例导入

【案例】

患者李某，男，69岁，一周前情绪激动后突发右侧肢体无力、呕吐、意识障碍，摔倒在地，急诊至当地医院，查头颅 CT 提示：左侧基底节区脑出血，量约 25ml，诊断为脑出血。在神经内科予以对症支持治疗，现病情稳定，意识恢复，言语不清，仍有右侧肢体活动障碍，生活自理能力差。

【讨论】

1. 该患者经神经内科治疗病情稳定后，还需要实施什么医疗措施？解决什么问题？
2. 作为一名康复治疗师，你应该如何帮助该患者？

康复医学（rehabilitation medicine）是具有明确的特征、对象、范畴、知识结构和专门诊疗技术的一个独立的医学学科，是医学的新领域。当前，世界卫生组织已将保健医学、预防医学、临床医学、康复医学确立为医学体系的四个部分。自 20 世纪中叶以来，康复医学在世界范围内发展很快。在近三十年来，康复医学在我国也得到了飞速发展，各医疗机构大力开展康复诊疗业务，康复专科机构也在各地应运而生。康复医学教育也已成为当代医学教育的重要组成部分。

扫码"学一学"

扫码"看一看"

一、健康

健康是个体正常工作与生活的基础，是人类最宝贵的财富，也是人类生命史上亘古至今的追求目标。不同的时期，人们对健康的理解也不同。20世纪前，人们认为身体没有病，不虚弱，就是健康。然而随着社会的发展、人们生活水平的提高、医学模式的转变以及疾病谱的变化，人们的健康观念发生了根本的转变，健康的定义也在不断地丰富和完善。

1948年，WHO在其《宪章》中提出的健康定义是：健康不仅是没有疾病和衰弱，而是保持体格方面、精神方面和社会方面的完美状态。1978年，国际初级卫生保健大会在《阿拉木图宣言》中又重申"健康不仅是疾病体弱的匿迹，还是身心健康、社会幸福的完美状态。"这个概念不仅阐明了生物学因素与健康的关系，而且强调了心理、社会因素对人体健康的影响。1990年，WHO关于健康的定义有了新的发展，把道德修养纳入了健康的范畴，认为健康不仅涉及人的体能方面，也涉及人的精神方面。即将道德修养纳入精神健康的内涵，其内容包括：健康者不以损害他人的利益来满足自己的需要，具有辨别真与伪、善与恶、美与丑、荣与辱等的是非观念，能按照社会行为的规范准则来约束自己及支配自己的思想和行为。

新的健康观念说明了人们对健康的理解越来越科学，越来越完善，对自身健康要求越来越高。因此，只有在躯体的、心理的、社会的各层面之间保持相对的平衡和良好的状态，才能称得上完全的健康。否则，虽体壮如牛，但心理缺陷、生活质量低下，也谈不上健康。

随着人们对健康的深入了解，对疾病的理解也发生了质的改变，疾病不再单纯是由生物因素（遗传、细菌、病毒、寄生虫等）所引起，也有许多疾病是由心理行为与社会因素所致。

由于健康的定义内涵的变化，对康复的概念形成有着深远的影响。

二、康复

康复一词来自英文 rehabilitation，意思是重新获得某种能力、资格或适应社会生活的状态。

中世纪，教徒违反了教规而被逐出教门，如得到赦免恢复其教籍就称其为 rehabilitation。近代，rehabilitation 指囚徒服刑期满或得到赦免。现代，美英等国家将 rehabilitation 用于指残疾人的医疗福利事业。其含义为使残疾人重新适应正常的社会生活，重新恢复做人的权利、资格和尊严，获得参与社会的能力。

（一）定义

世界卫生组织（WHO）将康复定义为："采取一切有效的措施以减轻残疾带来的影响和使残疾人重返社会"。

根据以上定义理解认为，康复是综合、协调地应用医学的、教育的、职业的、社会的、工程的等各种手段，以减少身、心、社会功能障碍对病伤残者的影响，使之最终能重返家庭和社会，提高生活质量。

康复不仅是训练残疾人使其适应周围的环境，而且也需要调整残疾人周围的环境和社会条件以利于他们重返社会。

康复在不同的国家和地区译名不同，韩国译为再治，我国香港译为复康，台湾译为复健。我们不能简单地按康复两个汉字的字意习惯性将康复理解为病后健康恢复的过程。

（二）康复的对象

康复的对象是残疾人，即各种先天或后天的功能缺失和障碍，以至于影响正常生活、学习和工作的人，包括肢体、内脏、精神的功能障碍或受限。康复的目的是最大程度的功能恢复。

（三）康复的内容和领域

要使残疾人得以康复，绝非单纯依靠医学手段就能实现的，康复的内容既包括医学的部分，也有超出医学的部分。既然康复的措施是多样的，则其内容也涵盖不同的领域。

1. 医学康复 是指运用一切医学的方法和手段帮助残疾者减轻功能障碍，实现康复目标，其内容包括功能评定和康复治疗。即通过临床诊断、手术、药物、康复功能评定和各种康复治疗方法，使伤残及功能障碍者最大限度地改善和补偿其功能，使残存的功能和潜在的能力得以充分发挥，从而获得最大限度的生活自理能力。医学康复的意义十分重要，是康复的基础和出发点，是实现康复目标的根本保证。医学康复的措施应尽早进行，抓住早期康复的时机，尽量减少各种继发功能障碍的发生。

2. 教育康复 一方面是指针对残疾人的特殊教育。是指通过教育，以提高残疾者的素质和能力，如交流能力、智能、日常生活基本技能、社会适应能力等。如针对盲人的盲文教育，针对聋哑人的手语教育。另一方面，教育康复也包括对残疾者进行的普通文化教育及职业教育。

3. 职业康复 是通过帮助残疾人重新就业来促进他们康复和发展的方法。包括对残疾后就业能力的评估、妥善选择能够充分发挥其潜能的合适职业，根据残疾者所能从事的职业进行就业前的训练，根据训练结果决定就业方式及安排残疾者就业，以及进行就业后的随访，切实帮助他们适应和胜任一项工作，获得独立的经济地位和收入，从而实现人生价值和尊严，自立于社会，并能贡献于社会。

4. 社会康复 是指从社会的角度，采取与社会生活有关的措施，协助残疾人解决重返社会遇到的一切社会问题的工作。主要是依靠各级政府，动员社会各界、各种力量，为残疾人的生活、学习、工作和社会活动创造良好的社会环境，减少和消除不利于残疾人回归社会的各种社会障碍，使他们以平等的权利和机会参与社会生活，享有健全人同样的权利和尊严，并履行社会职责，实现自身价值。社会康复的工作内容有：①建立无障碍环境，包括道路和交通设施、公共建筑、住宅、学校、工厂等环境的无障碍设施；②改善法律环境，维护和保障残疾人的合法权益；③改善经济环境，增加就业机会，保障残疾人在各种经济活动中的特殊照顾和补偿；④改善社会精神环境，消除社会对残疾人的歧视。

5. 康复工程 是工程学在康复领域中的应用，即应用现代工程技术的原理和方法，按照代偿或适应的原则设计和生产出能减轻残疾和改善残疾者独立生活能力的产品的现代工程技术。如通过假肢、矫形器、辅助工具，或通过环境改造的途径，代偿或重建残疾者的躯体功能。

知识链接

建立无障碍环境，方便残疾人的出行与生活越来越受到社会的重视。例如，新建的人行道地面上为盲人设置导盲道；再如，医院、银行等公共场所门前设置便于轮椅通行的坡道等，这些都是建立无障碍环境的体现。

以上的多个康复工作领域在康复过程中所起的作用是不同的，对于不同的康复对象所采取的康复手段和介入的时间也不同。

（四）康复的目标

康复是以提高残疾者的功能水平为中心，以提高他们的生活质量，让其最终回归社会为目标。

残疾者功能障碍的情况和程度不同，康复的目标也应有所不一，即使障碍完全相同，也会因年龄、性别、体格等的不同而使康复目标有所差异。康复的目标应兼顾可能性与可行性。确切的康复目标是在全面康复评定的基础上制定的，既能充分发掘康复对象的全部潜能，又能通过各种努力达到客观目标。经过康复治疗达到了既定的目标，康复对象可以返回适当的生活环境，实现一定程度的社会回归。因此，准确客观地制定康复目标是康复治疗中最重要的一个环节。

（五）康复措施

康复措施包括医学的、工程的、教育的、职业的、社会的等一切可以利用的方法和手段。这些方法和手段体现了康复措施的广泛性。

三、康复医学

（一）定义

康复医学（rehabilitation medicine）是医学的一个重要分支，是研究和实施功能障碍的预防、评定和治疗，促进病伤残者功能恢复的医学学科。该学科具有相对独立的理论、评定与治疗方法。其目标同样是减轻病伤残者的功能障碍程度，帮助他们回归社会，提高生活质量。

在国际上，"康复医学"和"物理医学与康复"（physical medicine & rehabilitation）这两个名词是同义语，在美国、加拿大等国使用"物理医学与康复"这一概念。

因康复医学从目标到使用手段都远远超过了原来的物理医学，所以美国学者在原来的物理医学后面加上"康复"二字，以示区别。

（二）康复医学的服务对象

康复医学的对象主要是由于急性或慢性疾病、损伤和老龄带来的功能障碍者和先天发育障碍者。这些功能障碍的发生与生理功能、社会、心理、职业等因素都有关系。康复医学的具体对象应该是临床医学各学科中患病后遗留暂时性和永久性残疾的所有患者。患病后能够治愈而不导致功能障碍的患者仅属于临床医学的服务对象，而不属于康复医学的服务对象。

康复医学是以功能障碍的恢复为主导。WHO将功能障碍划分为器官水平（残损）、个体水平（残疾）、社会水平（残障）三个层次。对于不同层次的功能障碍，有不同的康复对策。

康复医学的对象分布很广，在康复医学发展的初期，是以骨科和神经系统的伤病为主，近年来心脏病、肺部疾病的康复，癌症、慢性疼痛的康复，也逐渐展开。按照过去西方国家的康复传统。把精神病，感官（视、听）和智力障碍不列入康复医学的范围。随着康复概念更新，全面康复思想的传播，康复医学范围逐渐扩大，有与临床工作融合的趋势。康复医学的主要病种见表1-1。

表 1-1　康复医学的主要病种

病种类别	具体疾病
神经系统伤病	脑血管意外、脊髓损伤、儿童脑性瘫痪、脊髓灰质炎后遗症、周围神经疾病和损伤、颅脑损伤、帕金森病
骨关节肌肉伤病	颈肩痛、腰腿痛、关节炎与关节病、骨折后、骨关节手术后、瘫肢、断肢再植术后、手外伤、肌营养不良
心肺疾病	冠心病、高血压病、周围血管疾病、慢性阻塞性肺疾病
感官障碍	听力及语言障碍、视力障碍
其他	智力障碍、精神疾病、烧伤、癌症、糖尿病、肥胖

（三）康复医学的知识构成

康复医学是一门综合性的医学学科，是一个不断发展的新兴学科，其内容涉及医学、理工、心理、教育和社会科学等学科。它具有明确的学术内容和技术体系，其知识构成有康复医学基础、康复功能评定学、康复治疗学、疾病康复四部分。

1. 康复医学基础　内容包括人体发育学、运动学、神经解剖学、神经生理学、神经病理学、心理学、医学工程学基础、残疾学等。

2. 康复功能评定学　其内容广泛，包括躯体功能评定、语言交流能力评定、日常生活能力评定、心理功能评定、职业能力评定、社会功能评定、功能结局评定等。

3. 康复治疗学　内容包括物理治疗学、作业治疗学、语言治疗学、心理治疗学、传统康复治疗学、康复护理学、康复工程学、职业咨询和社会服务等。

4. 疾病康复　其内容主要是各系统器官疾病的综合康复措施如何实施。

（四）康复医学的基本思想

康复医学着眼于病伤残者的功能障碍，而功能障碍在伤病的不同时期均可发生，为避免或减轻功能障碍，康复手段介入的时间越早越好，不仅在功能障碍出现以后，而且应该在功能障碍出现之前，以预防残疾的发生（即康复预防）。这是一个很重要的医学观念，也是一个重要的康复医疗思想。此项工作进行得好，可以有效地减少残疾发生的数量与程度。

康复医学注重整体康复，所采取的康复措施具有多学科性、广泛性、社会性，充分体现生物－心理－社会的医学模式。

21世纪的康复医学不仅注重功能恢复或重建所采取康复措施，还必须重视对引起功能改变的病理变化进行干预，使其逆转或终止，从而提高康复医学的效果，这是社会与患者更高的康复医学需要。

第二节　康复医学的发展

一、康复医学的形成与发展

康复医学作为一个独立的医学学科，诞生于20世纪40年代，迄今只有70余年的历史。但组成其基本内容的康复治疗的各种方法和技术，在古代就已萌芽，古代的中国与外国、东方与西方都曾使用过一些简单的康复疗法。

从世界范围看，康复医学发展的历程大致可分为以下四个历史时期。

扫码"学一学"

（一）萌芽期（1910 年以前）

公元前，温泉、日光、砭针、磁石、按摩、健身运动等方法已应用于治疗风湿、慢性疼痛、劳损等疾患。我国古代就有应用按摩、针灸、热浴、气功、五禽戏等方法治疗肌肉萎缩、关节强直等功能障碍的记载。

古希腊时代希波克拉底已相当重视自然疗法，认为自然因子如日光、海水、矿泉等有镇静、止痛、消炎作用，主张利用运动来减肥、训练无力的肌肉、加速身体的痊愈与锻炼意志。希腊出土的文物上甚至已绘有"假足"，这说明古代西方也在应用一些原始的康复治疗技术。

公元后至 1910 年以前的阶段，初期的运动疗法、作业疗法、电疗法和光疗法开始萌芽，残疾者的职业培训、聋人与盲人的特殊教育、精神病的心理治疗、患者的社会服务等工作也已开始。但此阶段的治疗对象比较单一。

（二）形成期（1910—1946 年）

从 1910 年开始，康复一词才开始正式应用在残疾者身上，康复机构纷纷建立，为残疾人制定了法律，保障残疾人的福利和就业。

1917 年美国陆军成立了身体功能重建部和康复部，这成为最早的康复机构。1942 年，在美国纽约召开的全美康复会上给康复下了第一个著名的定义："康复就是使残疾者最大限度地恢复其身体的、精神的、社会的、职业的和经济的能力。"

在此阶段，康复医学面对的主要病种有截肢、脊髓损伤、脊髓灰质炎后遗症、周围神经损伤、脑卒中后偏瘫、小儿脑瘫等。第二次世界大战后遗留的大量伤残，又进一步促进了社会对康复医学重要性的认识，从而加速了康复医学的形成和发展。在康复评定方面出现了徒手肌力检查、电诊断、言语功能评定等方法，在治疗方面出现了增强肌力训练的运动方法、代偿和矫正肢体功能的假肢和矫形器、超声治疗、言语治疗、文娱治疗等方法。

（三）确立期（1946—1970 年）

1946 年，被尊为美国康复医学之父的 Howard A. Rusk 教授等积极推动康复医学的发展，提出了康复医学的系统理论、原理和特有方法。此时康复治疗已初步贯彻全面康复的原则，即重视身体上和心理上的康复，进行手术后或伤病恢复期早期活动的功能训练。1948 年世界物理治疗联合会成立。1949 年美国物理医学会改名为美国物理医学与康复学会。1950 年，国际物理医学与康复学会成立。1954 年世界作业治疗师联合会成立。1955 年，Rusk 教授在美国成立了世界康复基金会（WRF）。1958 年，Rusk 教授主编的重要教科书《康复医学》正式面世，这是康复医学专业第一本权威性的经典著作，是一本系统的、完整的教材，内容包括康复医学的基本理论、康复评定方法、各种康复治疗以及各种常见损伤、疾病的康复治疗。1960 年成立了国际伤残者康复协会，1969 年改称康复国际（RI）；同年，Licht 成立了国际康复医学会（IRMA）。

本阶段的特点是确立了康复医学的概念，康复医学已成为一门独立的医学学科，在教育、职业、社会等康复领域中也形成了制度的、科学的、技术的体系，各部门、领域间的配合协作进入了轨道，并有了国际交流。这些都标志着康复医学已臻成熟，并已走向世界，逐步得到世界人民和医学界公认。

（四）发展期（1970 年以后）

1970 年以后，世界各国的医疗、教育和科研方面以及康复医学都有了较快的发展。在医疗方面，一些发达国家的康复病床、康复医生和康复治疗专业人员的数量都已具有一定的规模，不少康复中心和康复科已因成绩显著而闻名于世。如由 Rusk 教授建立的美国纽约大学康复医学研究所（IRM）；还有著名的世界物理医学之父的 Krusen 和著名专家 Kottke 创建的美国明尼苏达大学物理医学与康复科；英国著名治疗师 Bobath 领导的脑瘫中心等。这些都是世界著名的康复医学中心和康复专业人才培训的基地。

在教学和科研方面，此期间各国已有较成熟的毕业前和毕业后康复专业培训方案。国际康复医学会于 1976 年发表了《教育与培训》白皮书，其后三次进行了修订。在康复治疗技术人员培养方面，各相关治疗师学会均提出了相应的专业人员培训标准、制度以及培训机构；我国的中山医科大学、同济医科大学和中国康复研究中心等地建立了康复医师培训基地。一些国家和非政府性的国际专业学术组织大力推行康复医学的交流与合作，并加强康复技术研究和开发。在这一时期，康复医学学科体系已较完整地确立起来，康复医学的分科已经形成，如儿科康复学、骨科康复学、神经科康复学等。以脑血管病的治疗为例，世界各国正在建立一种"康复网络"即以"急诊医院＋康复专科医院（康复中心）中的机构康复结合社区康复"为特征的康复网络。这些都证明了康复医学作为一门成熟的学科所显示的水平和影响，以及在学术上和技术上所取得的进步。

基于社会发展和经济水平的提高，人类对康复医学的需求不断增加，康复医学服务也已成为不少国家的基本医疗服务内容之一。随着计算机技术、工程技术和行为医学等相关学科不断向康复医学渗透与融合，康复医学的新领域如信息康复学、康复工程学、心理－社会康复学也正在兴起和发展，也必将促进康复医学技术的进一步发展，康复医学的将来也必定更加辉煌。

二、康复医学发展的社会基础

任何医学学科的发展，都是人类社会需要和医学科学进步的结果。近几十年来，康复医学得到迅速发展并日益为社会所重视同样也是如此。

（一）社会和患者的迫切需要

在现代临床医学水平不断提高的今天，尽管各种有特发性传染病已基本上得到控制，但总体上讲慢性非传染性疾病已成为当前医学发展的重要问题。过去致死率较高的疾病如脑血管病、心肌梗死、癌症和创伤等的死亡率比以前降低，经临床医师成功抢救后，相当一部分患者能够存活下来，造成慢性病患者、残疾人、老年患者增多，这些患者都或多或少遗留了运动、认知、言语、社交、心理、疼痛等方面的功能障碍导致生活质量严重降低。如何应用医学的方法、手段来进一步改善这些功能障碍，提高他们的生活质量，让"幸存"的患者"幸福地生存下去"需要康复医学措施，也就是积极地应用物理治疗、作业治疗、语言治疗、心理治疗、康复工程等方法和技术来帮助患者，让他们能较好质量地生存。这一需求促使了康复医学的发展成为必然。

事实证明，康复医学能明显降低死亡率和提高生存质量。如心肌梗死患者中，参加康复治疗者的死亡率比不参加者低 36.8%。在脑血管病存活的患者中，进行积极的康复治疗，可使 90% 的患者能重新步行和自理生活，30% 的患者能恢复一些较轻的工作。相反，不进行康复治疗，上述两方面恢复的百分率相应的只有 6% 和 5%。在癌症方面，据统计目前不可治愈的患者（约占 60%）中有 60% 可以存活 15 年之久。这些患者或有沉重的思想负担，或需另选职业，或因遗留的慢性疼痛或身体衰竭而受到折磨。所有这些都需要给予积极的康复措施来解决。在创伤方面，以截瘫为例，患者由于残障而成为社会和家庭的负担，由于采取了积极的康复治疗，使 80%以上的患者能重返工作和学习。这是康复医学能日益受到社会重视的原因之一。

（二）工业、交通及文体活动日益发达

工业与交通日益发达以后，工伤和车祸致残的人数比以往增多。这部分残疾人迫切需要积极的康复治疗，使他们残而不废。另外随着经济和生活水平的提高，文体活动势必蓬勃发展。杂技、体操、跳水、赛车、摔跤等难度较高或危险性大的文体活动，无论在训练或竞赛过程中，每时每刻都有受伤致残的危险，由于这类原因造成损伤残疾的患者，同样需要康复医学来减轻他们受损的功能，使他们重返社会，或使他们残而不废。

（三）科学技术的发展

康复医学技术是涉及多专业、多领域的综合性医学学科。随着社会的进步、科技的发展和研究方法的改善，为康复医学的发展与创新提供了技术支撑，康复医学正从经验医学向循证医学方向迈进。

当前，随着计算机技术、影像技术、分子生物学技术、工程技术、自动化技术、材料技术等专业和领域的快速发展与应用，使得康复医学的评定与治疗手段更为先进并呈现多样化，治疗效益也日益提高。

如计算机技术的应用，为康复医学研究中的数据处理系统提供了便捷高效的帮助；同时还为计算机断层扫描（CT）、磁共振显像（MRI）等非创伤性神经影像学检查、为躯体功能的评定及康复治疗提供了技术平台，保证了一些多中心、大样本的随机对照研究可以得出科学的结论；分子生物学技术的发展，为康复医学基础研究的深入开展，如脑血管病康复中脑的可塑性研究等奠定了科学的理论基础；工程技术、自动化技术、材料科学与现代康复医学的结合促进了康复工程的发展，如截瘫患者可以借助计算机辅助的功能性电刺激装置完成"行走"，应用特殊材料的人工关节置换后通过康复训练可以恢复下肢的运动功能，现代肌电假肢几乎可以完全模拟和替代正常肢体功能。

（四）应对重大自然灾害和战争的必要准备

目前人类还不能完全控制自然灾害和避免战争，地震、水火灾害和战争都造成了大量残疾人。对于这些伤残人，进行积极康复治疗和不进行康复治疗，其结局是大不一样的，这也是康复医学发展的主要原因之一。基于这种原因，世界上先进国家都十分重视康复医学，而 WHO 则对社区康复（CBR）在发展中国家的推广尤为积极。

（五）人均寿命延长

随着生活及医疗水平的提高，人类的平均寿命在延长，老年人的比例明显增多（不少国家均进入到老龄社会），60%的老年人患有多种老年病或慢性病，迫切需要进行康复医疗，近年来老年康复问题日益突出，这也使得康复医学的重要性更为突出。

（六）社会经济文化水平的提高

人们的需求是从低向高逐步增加的。最基本的是生理的需求，其次是安全的需求，然后是爱和归属的需求、尊敬的需求，最后是自我实现的需求。在现代社会经济发展、文化科学提高的条件下，人们从治病保命的水平逐渐提高了要求，以过上有意义、有质量的生活为需求目标。所以，以改善和提高残疾者生活质量为宗旨的康复医学伴随着经济发展、文化科学的提高而成为人类社会的共同需求。

各国政府对人民健康重视程度的逐步增加，伴随着人类社会生产力的不断提高，社会财富日益增多，使得医疗投入的日益增加成为可能。社会保障体系正在逐渐完善，各种医

疗保险制度也日益健全和得以实施。从世界范围来看，越是发达国家，其医疗保障体制越是发达，政府和社会对医疗的投入越多。如美国国民的医疗费用开支占 GDP 的比例高达16%，包括医疗保健在内的社会保障项目已经成为美国政府第二大财政支出项目，规模仅次于军费开支。近年来，随着我国经济总量的逐年增加，政府投入医疗的费用增幅也在逐年加大。这些都间接地促进了康复医学的发展。

三、我国康复医学的发展与现状

我国现代康复医学事业的发展较晚，20 世纪 80 年代初，我国才开始引进现代康复医学，并同我国传统康复医学相结合，是改革开放后从国外引进现代新学科的硕果之一。虽然起步较晚，但在我国政府和卫生部门的重视之下，发展很快，势头良好，目前已步入快速发展通道。30 多年来在原有的中西医康复治疗技术基础之上，广泛吸取国际现代康复的技术和系统理论，在学术研究、技术革新和成果推广应用上已取得飞跃发展和显著成就，逐步建立起具有中国特色的康复医学体系，并且完成了康复立法，制定了有关的政策、法令，康复医学已成为独立的学科。全国建立了各级康复医疗机构，大力开展康复医疗，康复医学教育和康复医学研究工作也蓬勃发展，建立了康复医疗机构及专业人员的管理体系，成立了康复学术组织，促进了学术及专业交流，不仅开展了全面康复医疗、专科康复医疗，社区康复也逐步开展，形成了康复医疗分级服务体系。

（一）康复医学的相关政策与法规

从 20 世纪 80 年代以来，国家出台了一系列关于康复医学的政策与法规。

1982 年初，卫生部提出选择若干综合医院和疗养院试办康复医疗机构，通过试点逐步推广；1984 年，卫生部再次强调各级卫生部门要重视和支持康复医学工作。

1989 年 12 月，卫生部颁布的《医院分级管理草案（试行）》中规定。各级医院均要负责康复服务的任务，包括医院康复和社区康复两个方面。并且规定二、三级医院必须设立康复医学科，属一级临床科室。还具体规定了二、三级医院康复医学科的设置标准和康复人员的配备要求、一级综合医院能为社区提供康复服务，设立康复门诊、站或点。

1990 年 12 月，我国七届人大常委会第 17 次会议通过了《中华人民共和国残疾人保障法》，该法对于设置康复医疗机构、培养康复专业人才等都作出了明确的规定。这是至今为止与康复有关的一部最重要的法律，其诞生为我国康复事业的发展起到了巨大的推动作用。

1991 年 7 月，卫生部、民政部、中国残疾人联合会联合颁布了"康复医学事业'八五'规划要点"。提出了"八五"期间康复医学事业发展的基本任务和目标。从我国的国情出发，积极培养康复医学各类专业人员，初步形成一支经过较为系统训练的、多学科相配套的康复医学队伍、充分发挥城乡医疗网的作用，整顿、充实、提高现有康复医疗机构。

1994 年 9 月，卫生部发布《康复医院基本标准》，这是国家第一部关于康复医疗机构设置标准的文件，对康复医疗机构的床位数、科室设置、人员配备、房屋面积、设备种类等作了明确要求。

1996 年 8 月，国家颁布了《中华人民共和国老年人权益保障法》，其中对于设置老年人康复设施等也作了规定。

1997 年颁发的《关于卫生改革与发展的决定》，再次强调要"积极发展社区卫生服务""积极开展残疾人康复工作"。

2001 年，九届人大四次会议批准的《中华人民共和国国民经济和社会发展第十个五年计划纲要》重申"发展康复医疗"的决策。

2002 年 8 月，国务院办公厅转发了卫生部、民政部、财政部、公安部、教育部和中国残疾人联合会六个部委《关于进一步加强残疾人康复工作的意见》，明确提出了残疾人康复工作的总体目标、指导方针、基本原则和加强残疾人康复工作的主要措施。

2008 年 4 月 24 日，修订了《中华人民共和国残疾人保障法》。

2009 年 3 月 17 日，《中共中央国务院关于深化医药卫生体制改革的意见》中提出"注重预防、治疗、康复三者结合"的原则。

2010 年 9 月 6 日，卫生部等五部委正式下发《关于将部分医疗康复项目纳入基本医疗保障范围》的通知，将运动疗法、偏瘫肢体综合训练、脑瘫肢体综合训练等 9 种医疗康复项目纳入基本医疗保障范围，长期制约我国康复医学事业发展的主要政策瓶颈宣告解除。

2011 年 2 月，卫生部《医药卫生中长期人才发展规划（2011—2020 年）》，将康复人才列为"医药卫生急需紧缺专门人才"，并提出了明确的量化发展目标。

2011 年 4 月和 5 月，卫生部分别印发了《综合医院康复医学科建设与管理指南》《综合医院康复医学科基本标准（试行）》，对指导和加强综合医院康复医学科的建设和管理，推动康复医学的发展，规范康复医疗服务，提高康复医疗水平起到了重要作用。

2012 年 2 月，卫生部印发了《"十二五"时期康复医疗工作指导意见》，要求以"注重预防、治疗、康复三者的结合"为指导，以满足人民群众日益增长的康复医疗服务需求为目标，在"十二五"时期全面加强康复医学能力建设，将康复医学发展和康复医疗服务体系建设纳入公立医院改革总体目标，与医疗服务体系建设同步推进、统筹考虑，构建分层级、分阶段的康复医疗服务体系，逐步完善功能，满足人民群众基本康复医疗服务需求，减轻家庭和社会疾病负担，促进社会和谐。

2012 年 3 月，卫生部印发了《康复医院基本标准（2012 年版）》，分别对三级和二级康复医院的床位数、科室设置、人员配备、房屋面积、设备种类等作了更加明细的要求，在 1994 年版的基层上规模要求更高。

2012 年 4 月，卫生部印发了《常用康复治疗技术操作规范（2012 年版）》的通知。

2013 年 1 月，中国残联和卫生部联合下发了《关于共同推动残疾人康复机构与医疗机构加强合作》的通知。

2016 年 3 月，人力资源社会保障部、国家卫计委、民政部、财政部、中国残联联合下发了《关于新增部分医疗康复项目纳入基本医疗保障支付范围》的通知，将康复综合评定等 20 项医疗康复项目纳入基本医疗保险支付范围。

2016 年 10 月，中国残联、国家卫计委、民政部、教育部、人力资源和社会保障部联合制定了《残疾人康复服务"十三五"实施方案》，方案中明确指出：加强康复医院、康复医学科规范化建设，在城市二级医院资源丰富的地方，支持二级综合医院在符合区域医疗机构设置规划的前提下，转型建立以康复医疗为主的综合医院或康复医院。

2016 年 10 月，中共中央、国务院印发并实施《"健康中国 2030"规划纲要》；中多次指出，要大力发展康复医疗事业与产业，加强康复医疗机构的建设，制定康复医疗服务保障政策，进一步完善康复服务体系，加强康复等急需紧缺专业人才培养培训。纲要中还特别强调：要调整优化适应健康服务产业发展的医学教育专业结构，加大康复治疗师等健康人才培养培训力度。

2016 年 12 月，国务院印发了《"十三五"卫生与健康规划》的通知，确保残疾人享有健康服务，加大符合条件的低收入残疾人医疗救助力度，逐步将符合条件的残疾人医疗康复项目按规定纳入基本医疗保险支付范围。实施精准康复服务行动，以残疾儿童和持证残疾人为重点，有康复需求的残疾人接受基本康复服务的比例达到 80%。加强残疾人健康管理和社区康复。

2017 年 7 月，国务院办公厅印发《关于深化医教协同进一步推进医学教育改革与发展的意见》（国办发〔2017〕63 号）中也明确指出，要加强康复等紧缺人才培养，增强对卫生与健康事业的支撑作用，让医学人才队伍基本满足健康中国建设需要。

国家的立法和政府有关部门政策的出台，为我国康复医学事业的发展指明了方向，提供了制度保障，也激励了康复医务工作者的积极性，促使我国康复医学事业得到了更快的发展。

（二）康复医疗机构网络建设

从 80 年代起，我国各省份各地区陆续建立了不少康复中心、康复医院、康复门诊和荣军康复医院，向病伤残者提供康复服务。90 年代初，为落实"八五"规划纲要和综合医院分级管理的实施，各二、三级综合医院都相继设立了康复医学科和康复门诊，并在近十年来向一级医院扩展。许多疗养院改为康复医院；各地残联也纷纷建立康复站、点，开展残疾人康复服务。

我国自八十年代后期开始在一些省、市、自治区进行社区康复试点。近年来，社区康复机构发展也加快了速度，不少地区的街道、乡村卫生室（所）开展了社区康复工作。有些地区的残联系统直接在社区开设专门的康复医疗服务机构。社区康复可以充分利用和发挥社区基层的人力、物力等资源，既便于开展康复预防工作，又便于群众就近就医和康复，同时可以减轻社会各方面的经济负担，所以受到普遍的欢迎。在大力推进社区康复建设的同时，也积极将康复服务延伸到残疾患者的家庭。

当前，伴随着我国三级预防医疗保健网的建设与形成，由康复中心，综合医院及疗养院中设立的康复医学科，以及社区康复站、点，共同组成了我国独有的康复医疗机构体系和网络，为落实《"十三五"卫生与健康规划》中确保残疾人享有健康服务的宏伟目标奠定了基础。

（三）康复医学教育及人才状况

人才的培养是学科发展的关键。我国自 20 世纪 80 年以来，积极地进行康复医学专业人才的培养，取得了显著成效。

1982 年，中山医学院（现中山大学医学院）率先成立了康复医学教研室，1983 年 11 月，卫生部确定中山医学院、南京医学院为国内康复医学进修教育基地。

自 1984 年卫生部要求全国高等医学院校开设康复医学课程以来，国内不少医学院校相继成立康复医学教研室，并开始了康复医学课程教学。

我国康复医学专业人才培养经过了从短期培训到学历教育，从摸索培养到规范教育的发展历程。最初的康复医学教育从短期的培训起步，学习时间从 1 个月至 1 年不等。最有代表性的是卫生部与 WHO 西太区联合主办的一年制 WHO 康复医师培训班"，该班由原同济医科大学与香港复康会共同承办。该班自 1989～1996 年连续开办七届，为全国 30 省区培养康复骨干 300 余名，其中大多数已成为各地的专业骨干和学科带头人，有力地推动了我国康复医学事业的发展。

自九十年代初，国内开始出现中专、大学专科、本科、硕士及博士多个层次康复专业的学历教育。如原中山医科大学、南京医科大学、安徽医科大学等院校开设的五年制本科及三年制大专康复治疗专业，一些地方卫生学校开办的中专层次康复医士专业等。但由于时代背景的原因，这些专业教育尚缺乏统一规范的标准，与国际规范尚存在较大差距。

2000 年以后，康复治疗专业开始纳入国家全日制高等教育计划，开始有了各层次相对集中的教学计划、教学大纲和教材；有关部门和组织制定了康复治疗技术岗位的任务要求，并对未来十年我国康复治疗技术人才需求情况进行了预测，还提出了本科康复治疗专业教育设置条件以及康复治疗专业技术人才准入标准等。国家卫生专业技术资格考试也开设了康复治疗技术专业的考试。据中国康复医学会康复教育专业委员会提供的数据，目前，我国开办康复治疗类专业的大学本科院校约 200 所，年招生规模约 1 万人；开办康复治疗类专业的高职高专院校约 280 所，年招生规模约 3.8 万人；并有了不少硕士、博士研究生培养的院校。

我国的康复专业人员在开展应用技术方面的研究也取得了一大批科研成果。近年来该领域的研究已逐步向基础研究深层次发展，并且已取得了令人瞩目的成就。特别是积极地开展中西医结合的康复医学研究，使中国康复医学在世界康复医学界占有特殊的地位。

由于康复医学是新兴的医学学科，尤其是我国康复医学事业起步较晚，过去没有现成的专业人才，人才培养的周期又相对较长，加之近年来各级各类康复中心、康复医院以及综合医院的康复医学科在全国各地纷纷建立，人才的培养远远跟不上机构的发展速度，所以康复医学专业人才在我国仍然严重不足，与康复医疗机构的发展形成明显反差。

2009 年由卫生部医政司和中国康复医学会联合进行的全国康复医学资源调查报告显示，全国共有包括康复医师、康复治疗师（士）、康复护师（士）在内的康复医学专业技术人员 39000 余人。据估算，截至目前，我国康复医学专业技术人员约 10 万人。这个数量对于我们这样一个拥有将近 14 亿人口的大国依然严重不足，与发达国家相比仍然有很大的差距。参照发达国家康复治疗师的较低拥有率 30 名/10 万人口测算，我国未来康复医学专业人员的需求缺口至少为 30 万人。当前，康复治疗专业人才的匮乏已经严重制约了我国康复事业的发展。而大部分康复机构的治疗师也未严格进行分科或细分专业，阻碍了康复医疗质量的提高和发展。由于我国康复专业人员缺乏，许多康复科的医生是从其他临床专业转科而来，他们临床经验虽然丰富，但康复专业知识不足，需要经过必备的康复专业培训。这些都给我国当前的康复医学专业人才培养提出了更高的要求。

（四）康复学术与科研

1983 年，卫生部批准成立了中国康复医学研究会（1988 年更名为中国康复医学会），这是我国第一个康复医学专业学术团体，该学会目前已有康复医学教育、康复治疗等 50 个二级专业委员会。

1985 年，"中华理疗学会"更名为"中华物理医学与康复学会"。

1986 年，中国残疾人联合会成立了"中国残疾人康复学会"，并下设 14 个康复专业委员会。

1988 年，民政部成立了"全国民政系统康复医学研究会"。

2003 年，"中国医师协会康复医师分会"成立。

多年来，中国康复医学会及各地方学会，在团结康复医学工作者、促进学术交流、传播学科信息、培训专业人员、开展学术研究等方面做了大量的工作，是我国康复医学事业发展的重要推动力量。

国内各康复学术与科研机构，国内知名专家主持编纂了不少康复医学专业著作和专业期刊。

1984 年出版了我国第一部康复医学专著——《康复医学》。此后又出版了大型综合性康复医学专著，如《中国康复医学》《中国康复理论与实践》《实用康复医学》等。还有专科性康复医学专著，如《偏瘫的现代评价与治疗》《康复评定》《康复心脏病学》《现代康复护理》《中医康复学》等。

国内有关出版社相继出版了本科、高职、中职不同层次的康复治疗（技术）专业教材。

1986 年《中国康复医学杂志》创刊；之后又有《中国康复理论与实践》《中国临床康复》《中华物理医学与康复》《中国康复》《中国心血管康复医学杂志》《神经病学与神经康复学杂志》《中国听力语言康复科学杂志》等专业期刊相继创刊。

我国康复专业人员在应用技术研究方面、在康复医疗的临床实践方面积累了大量的科研成果，如对烧伤患者功能恢复的研究、急性脑卒中早期康复的研究、肺心病缓解期康复治疗研究、慢性阻塞性肺疾病（COPD）康复治疗的研究、高选择性脊神经后根切断术治疗痉挛性瘫痪、穴位经皮神经电刺激术治疗脊髓损伤引起的痉挛等重大研究课题均取得了令人瞩目的成就。

第三节　康复医学的工作内容

扫码"学一学"

康复医学是一门新兴的学科，是现代医学体系中的重要组成部分，它有着特定的理论体系和工作内容。康复医学的主要对象是有功能障碍的残疾人，康复医学的工作也是围绕残疾人开展的。其具体内容包括康复预防（残疾预防）、康复评定、康复治疗、疾病康复、社区康复。

一、康复预防

康复预防又称为残疾预防，是指在了解残疾原因的基础上积极采取各种有效措施、途径，控制或延缓残疾的发生。属于预防性康复医学的范畴，主要研究残疾的流行病学、致残原因及预防措施。康复预防可分为以下三级。

1. 一级预防　为预防能导致残疾的伤、病、发育缺陷等的发生。

2. 二级预防　为早期发现及治疗已发生的伤病，防止遗留残疾。

3. 三级预防　为轻度残疾或缺陷发生后，积极进行康复处理以限制其发展，避免发生永久性及严重的残障。

康复预防的具体内容详见第六章第六节。

二、康复评定

康复评定，又称康复诊断，是对病、伤、残者的功能状况及其水平进行定性、定量分析，并对其结果作出合理解释的过程。它是通过收集患者的病史和相关资料，使用客观的方法，有效和准确地评定功能障碍的种类、性质、部位、范围、程度、预后以及为制订康复计划和评定疗效提供依据的过程。只有通过全面的、系统的和记录详细的康复评定，才有可能明确患者的具体问题，制订相应的康复计划。康复评定是康复目标得以实现和康复治疗得以实施的前提条件。

在康复评定的基础上，根据康复治疗解决这些问题的可能性来设定合理的康复目标。明确康复目标以后，就可以确定在功能恢复的不同阶段所应采取的康复治疗方案和重点。根据康复治疗一段时间后的康复评定结果，可以判定正在进行的康复治疗方案是否适宜、是否能够继续进行，或是应予修改，或另定治疗方案等。

康复评定的任务主要包括三个环节：①前期评估，即在制定康复计划和开始康复治疗前进行的第一次评估，此次评估主要是了解功能状况及其障碍程度、致残原因、康复潜力，估计康复的预后；②中期评估，即在康复疗程中期进行的评估，主要是了解经过一段时间的康复治疗以后功能改善的状况，并分析其原因，以此作为调整康复计划的依据；③末期评估，在康复治疗结束时进行，以评估总的功能状况，从而针对疗效作出评价，提出今后重返社会或进一步进行康复处理的建议。康复评定的主要内容如下。

1. 运动功能评定 包括肌力评定、肌张力评定、关节活动范围评定、步态分析、神经电生理评定、感觉与知觉功能评定、平衡与协调功能评定、反射的评定、日常生活活动能力的评定、上下肢功能评定、心肺功能评定等。

2. 精神心理功能评定 包括智力测验、情绪评定、心理状态评定、疼痛的评定、失用症和失认症的评定、痴呆评定、认知功能评定、人格评定等。

3. 语言及吞咽功能评定 包括失语症评定、构音障碍评定、语言失用评定、语言错乱评定、痴呆性言语评定、言语发育迟缓的评定、吞咽功能评定、听力测定和发音功能的评定等。

4. 社会功能评定 包括日常生活活动能力评定、社会生活能力评定、生存质量评定、职业能力评定等。

5. 神经肌肉电诊断技术 如肌电图、神经传导速度测定、诱发电位检查、低频电诊断等。

6. 特殊功能评定 如压疮、疼痛、二便和性功能等。

7. 功能结局与残疾的评定

8. 环境评定

9. 职业康复评定

经过康复评定，明确康复目标之后。即可制定在功能恢复的不同阶段所采取的康复治疗方案和重点措施。康复评定至少在治疗的前、中、后期各进行一次，中期评定可进行多次，根据每次评定的结果，对前一段康复治疗的效果做出客观评价，以便于制定、修改下一步的康复治疗计划。可以说康复治疗的各个阶段始于评定、终止于评定。

康复评定的具体操作方法包括使用特定仪器，或使用评分量表、问卷调查表等。

三、康复治疗

康复治疗是康复医学的主要内容，是使病、伤、残者身心功能恢复的重要手段。康复治疗是以患者身心功能障碍的改善为目标。实施过程中往往是根据康复评定所明确的功能障碍及其程度确定康复目标和设计治疗方案，然后综合协调地运用各种治疗手段来实施治疗。康复治疗中常用的治疗方法如下。

（一）物理治疗

物理疗法是运用最广的康复治疗技术，包括运动治疗和物理因子治疗。

1. 运动治疗　是指针对患者的功能障碍状况，通过徒手或借助器械让患者进行的各种改善功能的运动方法。常用的运动治疗技术有：①常规运动疗法（体位转换训练、关节活动范围训练、肌力和耐力增强训练、平衡和协调能力训练、站立和转移能力训练、步行能力训练、呼吸运动及排痰能力训练、心肺功能训练等）；②神经生理学疗法（Bobath 疗法、Brunnstrom 疗法、Rood 疗法、PNF 疗法等）；③运动再学习疗法；④其他常用运动疗法技术（如麦肯基力学疗法、关节松动术、按摩疗法、牵引技术、水中运动、医疗体操等）。这些治疗方法能有效地、有针对性地、循序渐进地恢复丧失的或改善减弱的运动功能，同时可以预防和治疗肌肉萎缩、关节僵直、骨质疏松、局部或全身畸形等并发症，还能将不正常的运动模式转变为正常或接近正常的运动模式，增强对肢体运动的控制能力及运动耐力，改善运动协调性和平衡等。

2. 物理因子治疗　简称理疗，是指利用电、光、声、磁、冷、热、力等物理因子治疗疾病的方法。常用的理疗有：①电疗（低频电疗法、中频电疗法、高频电疗法）；②光疗（红外线疗法、可见光疗法、紫外线疗法、激光疗法等）；③超声波疗法；④磁场疗法；⑤温热疗法（石蜡疗法、砂粒疗法、泥疗法等）；⑥水疗法（浸浴、淋浴、哈巴德槽浴、涡流浴、气泡浴、水中运动等）；⑦生物反馈疗法等。这些物理治疗对减轻炎症、缓解疼痛、改善肌肉瘫痪、抑制痉挛、防止瘢痕的增生以及促进局部血液循环障碍等均有较好效果。

从事物理治疗的康复治疗技术人员称为物理治疗师（士）。

（二）作业治疗

作业疗法是指针对患者的功能障碍，有目的地选择一些日常生活活动、职业劳动、文体活动和认知活动作业进行训练，以缓解症状，改善功能，增强患者适应环境、参与社会的能力的治疗方法。常用的作业疗法有：①功能性作业疗法（如木工、纺织、刺绣、雕刻、手工艺品制作等手工操作，套环、七巧板、书法、绘画等游戏活动）；②日常生活能力训练（如进食、梳洗、更衣、如厕、家务劳动、床椅转移等训练）；③感知和认知障碍的训练（如失认症、失用症、注意障碍、记忆障碍等的训练）；④假肢、矫形器及特殊轮椅的操纵和使用训练；⑤自助具的制作；⑥压力治疗；⑦康复环境设计及改造等。

从事作业疗法的康复治疗技术人员称为作业治疗师（士）。

（三）言语治疗

是对脑外伤、脑卒中、小儿脑瘫、先天性缺陷等引起的语言交流障碍的患者进行言语功能评定和矫治的方法。常见的语言障碍有听觉障碍、语言发音迟缓、失语症、言语失用、构音障碍和口吃。鉴别言语或语言障碍的类型，给予针对性的练习，如发音器官和构音结构练习、单音刺激、物品命名练习、读字练习、情景会话练习等方法，以恢复或改善患者的言语交流能力。

对于经过系统语言治疗仍难以恢复言语交流能力的患者，可对其进行言语代偿交流方法的训练，如交流板、交流册和电脑等增强交流能力。

近年来，因神经系统损伤后导致的吞咽功能障碍的康复评定和康复治疗也纳入到语言治疗。

从事语言治疗的康复治疗人员称言语治疗师（士）。

（四）心理治疗

多数身有残疾的患者常因心理创伤而存在异常心理状态。而且异常的心理状态会影响康复的过程与结果。心理治疗是通过观察、谈话、实验和心理测验（性格、智力、意欲、人格、神经心理和心理适应能力等）对患者进行心理学评价、心理咨询和心理治疗的方法。常用的心理治疗包括精神支持疗法、暗示疗法、催眠疗法、行为疗法、脱敏疗法、松弛疗法、音乐疗法和心理咨询等。

通过心理治疗，让患者以积极、主动的心态参与康复治疗、家庭和社会生活。

从事心理疗法的康复治疗人员称为心理治疗师。

（五）康复工程

康复工程其全称为生物医学康复工程，是生物医学工程领域中一个重要的分支。康复工程是指工程技术人员在康复医学临床中，运用工程技术的原理和各种工艺技术手段，对人体的功能障碍进行全面的评定后，通过代偿、替代或辅助重建等方法来矫治畸形、弥补功能缺陷、预防和改善功能障碍，使功能障碍患者最大限度地实现生活自理和改善生活质量，重返社会。康复工程的内容主要包括假肢、矫形器等功能代偿用品、功能重建用品、装饰性假器官等的设计与制作、无障碍建筑的设计等。

从事康复工程工作的人员称康复工程师、假肢师、矫形师及假肢矫形师。

康复工程是应用现代工程学的原理和方法，为残疾人设计与制作假肢、矫形器、自助具和进行无障碍环境的改造等，最大限度地恢复、代偿或重建患者的功能，为回归社会创造条件。它是重要的康复手段之一，特别是对一般治疗方法效果不理想的身体器官缺损和功能障碍者，它是一种主要的、甚至唯一的治疗手段。康复工程的内容主要包括假肢、矫形器等功能代偿用品、功能重建用品、装饰性假器官等的设计与制作、无障碍建筑的设计等。

从事康复工程工作的人员称康复工程师、假肢师、矫形师及假肢矫形师。

（六）文体疗法

文体疗法是选用适当的体育运动项目和娱乐项目，让患者参与并发挥疗效的治疗方法。文体疗法在康复治疗中起着 PT、OT 疗法的补充和延伸的作用。它不但可以增强肌力和耐力，而且还能改善平衡和协调能力，对提高患者的身体功能，改善不良的心理状态，增强对生活的勇气和信心，提高生活质量，体现自身价值等方面起着重要的作用。

从事文体治疗的康复治疗人员称文体治疗师。

（七）中国传统康复治疗

中国传统康复疗法是在中国传统医学的理论指导下，于伤病早期介入，对病、伤、残者施以中药、针灸、推拿按摩、气功、武术、五禽戏、八段锦等措施的治疗方法。这些治疗方法在调整机体整体功能、疼痛处理与控制、身体平衡和协调功能改善，以及运动养生和饮食养生等方面具有独特的作用，从而促进功能康复。

综合应用中国传统治疗与康复训练能进一步提高患者的功能。中西医结合的康复治疗方法在全球范围内越来越受到重视和推崇。特别是近年来，科研人员应用现代医学的科学实验方法逐步证明了中国传统治疗的有效性和安全性，有力地推动了其发展和在康复医学中的应用程度。

从事中医康复治疗的人员称中医康复医师或技师。

（八）康复护理

在整个康复医疗过程中，患者更多的时间是处在康复病房中，康复护理正是在以病房为主要康复环境进行的康复手段。

康复护理不同于治疗护理，除治疗护理手段外，采用与日常生活活动有关的物理疗法、运动疗法、作业疗法，进行康复预防和提高残疾患者的生活自理能力。如在病房中训练患者利用自助具进食、穿衣、梳洗、排泄，做关节的主动、被动活动等，其突出的特点是千方百计地使残疾人从被动地接受他人的护理转变为自我护理。

康复护理是实施早期康复的主要组成部分，也是决定患者康复成功与否的关键组成部分。其中，康复护理人员起着重要作用，他（她）们应该理解和熟悉康复治疗的理念、内容和技能，并使之渗透到整体的护理工作中，使康复的观念和基本技术成为整体护理工作的一部分。

康复护理人员是康复对象的照护者、早期康复的执行者、将康复治疗转移到日常生活中的督促者、对患者存在问题的协调者和健康教育者。

从事康复护理工作的康复护理人员称为康复护师（士）。

（九）社会康复服务

社会服务是一项为残疾人的社会需求提供服务的工作。社会康复服务人员首先应该对患者的生活理想、家庭成员构成情况和相互关系、社会背景、家庭经济情况、住房情况、社区环境等进行了解和评估，然后协调好残疾者与社会的相互适应。如患者住院期间帮助患者尽快熟悉和适应环境，帮助患者正确对待现实和将来，树立生活理想，与家人一道向社会福利、服务、保险和救济部门求得帮助；在治疗期间协调患者与康复各专业成员的关系；在出院后进行随访、帮助他们与社会有关部门联系解决困难。

从事社会服务的康复服务人员称为社会工作者。

（十）职业康复治疗

通过对病人致残前的职业专长、职业兴趣、工作习惯、作业速度、工作技能、身心功能状况、就业潜力及职业适应能力作出综合性分析与评估，帮助其选择能发挥潜能的职业项目，对适宜就业者提出建议，对需要进行就业者帮助其进行就业前适应性训练，为回归社会打下基础。

四、疾病康复

疾病康复也称临床康复，即针对临床各科各类伤病所致的功能障碍进行康复功能评定和康复治疗的过程。在疾病康复中，康复治疗介入越早越好。目前临床上已形成多个疾病康复亚专业，如肌肉骨骼康复、神经康复、内外科疾患康复等。

（一）肌肉骨骼康复

肌肉骨骼康复主要是研究人体肌肉骨骼系统常见伤病和功能障碍的临床处理、功能评定和康复治疗。涉及的疾病包括骨折、手外伤、脊柱脊髓和骨盆损伤、截肢、人工关节置换术后、运动创伤、骨关节炎、颈椎病、下背痛、慢性运动系统疾患、软组织损伤等。

（二）神经康复

神经康复主要是研究人体中枢神经和周围神经疾病的临床特点、功能评定、康复治疗和功能结局。中枢神经系统疾病包括脑卒中、脑外伤、脑性瘫痪、阿尔茨海默病及脊髓损伤、脊髓炎等。周围神经系统疾病包括脊神经病变、神经丛和神经干损伤等。

（三）内外科疾病康复

内外科疾病康复主要是研究内外科疾病，如原发性高血压、冠心病、慢性充血性心力衰竭、糖尿病、慢性阻塞性肺疾病、肿瘤、下肢深静脉血栓、肠粘连等的临床特点、功能评定和康复治疗。

五、社区康复

社区康复（CBR）是世界卫生组织（WHO）于 1976 年提出的一种新的、有效的、经济的康复服务途径。就是在社区的范围内，依靠社区的行政领导和群众组织，依靠社区人力、物力、信息和技术，以简便实用的方式向残疾人提供全面康复服务。CBR 的优点就是服务面广、方便快捷、实用易行、费用低，有利于残疾人回归家庭和社会，应大力推广，以解决大部分残疾人的康复问题。

社区康复的具体内容详见第八章。

（杨　毅）

本 章 小 结

本章主要介绍了健康、康复、康复医学的基本概念、基本内涵，康复与康复医学的关系与区别。康复医学作为一门独立的医学学科，是医学的一个重要分支，它具有相对独立的理论和方法，它与预防医学、临床医学、保健医学共同组成了现代医学体系的四个方面。

介绍了康复医学的发展简史以及我国康复医学发展的现状。我国现代康复医学事业虽然起步较晚，但在我国政府的重视之下，已取得飞跃的发展和显著的成就，逐步建立起具有中国特色的康复医疗体系。

作为一门独立的学科，康复医学有着特定的工作内容，具体包括康复预防（残疾预防）、康复评定、康复治疗、疾病康复、社区康复等。

习 题

扫码"练一练"

一、选择题

1. 康复医学的团队成员不包括（　　　）

    A. 康复医师　　　　　　　　　　B. 物理治疗师

    C. 骨科医生　　　　　　　　　　D. 作业治疗师

    E. 社会工作者

2. 下列关于康复的内涵错误的是（　　　）

    A. 康复的对象包括急性期有功能障碍的患者

    B. 康复的措施是多方面的

    C. 康复的目标是重返社会

    D. 康复需要残疾人适应周围环境，也要改造周围环境

    E. 康复仅仅侧重躯体上的功能障碍

3. 康复的对象最主要是指（　　　）

    A. 急症患者　　　　　　　　　　B. 病情稳定者

    C. 病愈后的患者　　　　　　　　D. 功能障碍者

E. 慢性病者

4. 康复的最终目标不包括（　　　）

    A. 疾病痊愈出院　　　　　　　　B. 功能恢复

    C. 提高生活质量　　　　　　　　D. 重获就业

    E. 回归家庭和社会

5. 下列不符合医疗康复内涵的是（　　　）

    A. 心理治疗　　　　　　　　　　B. 言语治疗

    C. 环境改造　　　　　　　　　　D. 理疗

    E. 日常生活活动训练

6. 下列不符合康复功能评定的内涵是（　　　）

    A. 是以临床检查为基础

    B. 对患者的身体状况进行定性、定量的评估

    C. 是制订康复目标的前提

    D. 是评价康复治疗效果的依据

    E. 对康复治疗方案的制订具有指导价值

7. 康复治疗的主要手段包括（　　　）

    A. 理疗、体疗、针灸、按摩、作业疗法

    B. 理疗、体疗、作业疗法、矫形、康复护理

    C. 物理疗法、作业疗法、语言治疗、心理治疗、康复工程

    D. 医疗康复、教育康复、职业康复、心理康复、社会康复

    E. 理疗、作业治疗、心理治疗、语言治疗、患者教育

8. 不属于躯体功能评定的是（　　　）

    A. 肌力评定　　　　　　　　　　B. 步态分析

    C. 平衡能力评定　　　　　　　　D. 言语功能评定

    E. 关节活动度评定

9. 康复医学的主导是（　　　）

    A. 最大限度地恢复功能　　　　　B. 回归家庭、社会

    C. 生活自理　　　　　　　　　　D. 残疾、功能恢复和预防

    E. 最大限度地减轻残疾

10. 康复医学的主要内容不包括（　　　）

    A. 康复基础学　　　　　　　　　B. 康复评定学

    C. 康复治疗学　　　　　　　　　D. 社区康复

    E. 社会康复

11. 下列不属于康复医学与临床医学的区别是（　　　）

    A. 核心理念不同　　　　　　　　B. 治疗目的不同

    C. 治疗手段不同　　　　　　　　D. 工作模式不同

    E. 能进行残疾预防

二、问答题

1. 简述康复及康复医学的内涵。

2. 为什么康复医学在现代能够得到迅速发展？

3. 简述康复医学的工作内容。

扫码"看一看"

第二章

康复医学的地位和作用

学习目标

知识目标

1. **掌握** 医学新模式的内容。
2. **熟悉** 康复医学的原则和特点。
3. **了解** 康复医学与预防医学、临床医学的关系。

能力目标

1. 能正确理解康复治疗的意义与作用。
2. 培养康复的团队意识及康复价值观。

扫码"学一学"

第一节　康复医学在现代医学中的地位

一、医学模式的转变与康复医学

医学模式是对人类健康与疾病特点及本质的哲学概括，是在不同的社会经济发展时期和医学科学发展阶段，认识和解决医学问题的方法，指导着人们的医学研究和医疗实践。医学模式的确立和变化，不仅与医学科学的历史息息相关，而且与社会、经济、文化教育、科学技术、宗教、道德等诸多因素密切联系，在很大程度上反映着时代的特色。

医学模式大致经历了神灵主义医学模式、自然哲学的医学模式、机械论的医学模式、生物医学模式、生物-心理-社会医学模式等发展阶段。

神灵主义医学模式出现于原始社会。远古时代，人们认为世间的一切是由超自然的神灵主宰，疾病乃是妖魔鬼怪附身或者是神灵的惩罚，这种把人类的健康与疾病、生与死都归之于无所不在的神灵，就是人类早期的健康与疾病观。随着生产力的发展和人类对自然认识能力的不断提高，人类开始以自然哲学理论解释健康与疾病。在西方的古希腊、东方的中国等地相继产生了朴素的辨证的整体医学观，对疾病有了较为深刻的认识，形成了自然哲学医学模式。15 世纪的文艺复兴运动，掀起了产业革命的浪潮。牛顿的古典力学理论体系建立，形成了用"力"和"机械运动"去解释一切自然现象的形而上学的机械唯物主义自然观。出现了"机械论医学模式"，把健康的机体比作协调运转加足了油的机械，把人体看成是由许多零件组成的复杂机器，心脏是水泵，血管是水管，四肢活动是杠杆，饮食是给机器补充燃料，大脑是这架"机器"的操作盘等。这种以机械论的观点和方法来观察与解决健康与疾病问题的状况，在当时是一种普遍倾向。19世纪，能量守恒定律、细胞学说和进化论，这三大发现推动了生物学和医学的发展，科学方法被广泛地应用于医学实践，这时对健康的认识已有很大的提高，建立了生物医学模式。在生物医学模式的框架内，人们用观察、实验的方法取代了直观、猜测和思辨，加深了对人体生命活动和疾病过程的科学认识，形成了比较完整的医学科学体系，并且在防治急慢性传染病、寄生虫病、营养缺乏病及地方病等方面获得了显著效果，为医学科学的发展做了巨大的贡献。但生物医学模式这种形而上学的认识方式限制了它从整体上全面地把握人体各方面的关系及人体与环境的关系，也限制了医学家对健康的全面认识。

由于社会科学技术的不断进步，人们对健康水平的要求大大提高，激烈的竞争使心理疾病逐渐增多，造成机体疾病不仅只有生理因素，还包括社会、心理因素。1977年，美国恩格尔（G.L.Engle）教授正式提了生物－心理－社会医学模式新概念。新的医学模式以人为本，注重发挥人的主观能动性，把人的健康放在大环境、社会、人与人的关系中考量，更好地反映了心理因素在人类健康中的作用。生物－心理－社会医学模式在整合水平上将心理作用、社会作用同生物作用有机地结合起来，揭示了三种因素相互作用导致生物学变化的内在机制，形成了一个适应现代人类保健技术的新医学模式。它将促使医学更全面地探明人类的心理变化和躯体疾病之间的内在联系，更深刻地揭示人类为战胜疾病与维护健康而努力的科学本质，为现代医学开拓了广阔的空间，赋予更丰富的内涵，拓展了医学境界。

生物－心理－社会医学模式也是康复医学重视提高功能和全面康复的理论基础。传统的生物医学模式其临床诊疗思维是由病因到病理变化进而到症状上的，治病主要是仅要消除临床症状；而新的医学模式临床诊疗思维则从重视功能的改变及其影响出发，即是疾病（损伤）－功能（结构）缺陷－个体功能活动受限－社会参与活动受限，治病不仅要消除临床症状，也要利用康复医学方法预防和恢复功能上缺陷和障碍，使其能重返社会、参与社会，即"治病－救命－功能－职业能力"，这种新医学模式的实施大大促进康复医学的发展。

二、疾病谱及健康认知的变化影响康复医学

（一）疾病谱的变化对康复医学的影响

目前，慢性非传染性疾病的影响、人口寿命的延长、社会老龄化、工业、交通及文体活动意外的增多、自然灾害与战争等，对疾病谱产生了深远的影响。"疾病谱"和"死亡谱"发生了根本性变化。因上述因素所致，遗留或伴随有不同程度功能障碍者越来越多。他们需要改善受限的功能，提高生活质量，有尊严地活着。这就有待于康复医学来为他们解决相应问题。从而有力地促进了康复医学的发展，以及其地位的提高。

（二）健康认知的改变对康复医学的影响

身心健康是一切正常生活的基础，是高品质生活的保证。因此，健康是人类对美好生活的向往和不断追寻的目标。长期以来，人们认为"身体没有病、不虚弱就是健康"。随着社会发展、人们生活水平的提高、疾病谱与死亡谱的变化和医学模式的转变，人们的健康观念也随之发生了转变，健康的内涵也在不断地丰富和完善。

健康新概念的界定：健康应是"身体、心理、社会适应、道德品质的良好状态"。正如此，它促使人们的健康观发生了变化。

心理健康是指人的内心世界充实、和谐、安宁的状态，并与周围环境保持协调均衡。心理变化常常会引起一系列的生理变化，强烈或持久的负性情绪能引起生理器官或系统功

能的失调，从而可以诱发心身疾病。从康复医学角度来看，伤病患者的心理状态对整个康复治疗过程能否顺利进行起到至关重要的作用。

新的健康概念告诉人们只有在躯体的、心理的、社会的、道德的各层面之间保持相对平衡和良好状态，才能称得上健康，这是一个整体的、积极向上的健康观。康复医学的目标就是使患者全面康复，这与健康新观念的内涵是一致的。新的健康观念说明人们对健康的理解越来越科学、越来越完善，对自身健康的要求越来越高，对幸福的追求越来越趋完美。中国传统观念"好死不如赖活"已经被唾弃，人们从治病保命的低水平需求，逐渐提高到回归社会，与正常人享受同等权利和义务的需求，追求品质生活已经成为广大病伤残者的共同心愿。

扫码"学一学"

第二节　康复医学与其他医学的关系

世界卫生组织将医学分为保健医学、预防医学、临床医学和康复医学四个领域，四个领域在现代医学体系中四位一体，相互关联，相互融合，并称为现代"四大医学"。四者在本质上有所不同，不能用其中一个方面取代其他方面。20世纪80年代以前，康复普遍被认为是临床治疗的延续，是对功能障碍的后续治疗，80年代以后，康复医学的重要性被越来越多的学者认知到，康复应该与临床治疗密接结合，互相渗透。康复医学作为一个新兴的医学专业，与预防医学、保健医学、临床医学均有密切关系，但是又有很大区别。

一、康复医学与预防医学的关系

预防医学是以预防疾病作为主要的指导思想，是运用现代医学知识和方法研究环境对健康影响的规律，制定预防人类疾病发生的措施，实现促进健康、预防伤残和疾病为目的的一门医学学科。康复医学与预防医学在临床诊疗疾病中相互关联，二者的部分工作内涵交叉于康复预防。

康复预防也称为残疾预防，是指通过有效手段预防各类残疾的发生，延缓残疾的发展。关于残疾预防的相关内容详见第六章第六节。

二、康复医学与临床医学的关系

在医学体系中，康复医学与临床医学关系密切，两者既互相联系，又有明显的区别。康复医学既不是临床医学的延续，也不是临床医疗的重复。深入认识康复医学与临床医学的相互关系，对于医疗实践有重要的指导意义。

康复医学与临床医学紧密结合、相互渗透，充分体现在临床实际工作之中。康复医学与临床医学在病程的时间上、治疗措施上以及实施的人员上往往是相互渗透的。临床医学为康复医学的建立和发展提供了基础，康复医疗也贯穿于临床医疗的整个过程中。在伤病发生之前应介入康复预防措施，防止功能障碍的发生；在伤病发生之后临床治疗的早期介入康复措施，可加快伤病的恢复，避免功能障碍的发生；在伤病恢复后期介入康复措施，可避免或减轻功能障碍的发生；在功能障碍出现之后加强康复措施，可最大限度地恢复功能。康复医疗只有与临床医疗紧密结合才能达到理想的效果。

临床医学与康复医学的发展也是相互促进。临床医学的迅速发展对康复医学的发展起到了积极的促进作用，并为康复医疗提供了基础及可能性。例如，众多外科重症损伤患者的抢救成功，众多内科濒死患者的救治存活，造成慢性病患者、残疾人、老年患者增多，他们对躯体、心理、社会及职业的康复需求增加，从而倒逼了康复医学的发展；反之，康复医师及康复治疗师参与临床治疗计划的判定和实施，更加有利于临床疾病的痊愈及功能的恢复。同时，良好的临床治疗会给康复处理创造极为有利的前提条件并取得良好的康复结果。所以，不断创新与发展的临床医学正在为功能康复创造更好的条件。而良好的康复医疗处理，也会使临床治疗效果充分体现出来，达到功能恢复的最高水平，提高患者的生活质量。

在患者的全面康复中，临床医师的作用非常重要。作为一名临床医师，应该负有康复的责任，树立康复观念：应该运用康复医学的观点进行医学思维，把康复的内容作为医疗措施的一个组成部分；康复工作应尽早进行；临床医师是防止伤病产生残疾进行康复预防的组织者和执行者。近年来，随着循证医学及循证康复医学的发展，越来越多的人已经认识到，必须开展早期康复才能达到理想的康复效果。

目前，康复医学正逐步向临床各学科渗透，并贯穿于许多疾病的临床治疗的整个过程。现在已经逐渐形成了成熟的神经内科康复、脑外科康复、心血管病康复、慢性呼吸系统疾病康复、骨科康复、儿童康复、糖尿病康复、肿瘤康复及烧伤外科康复等。正是由于康复措施及时有效地介入，临床各科的老年病、慢性病患者日常生活处理能力明显提高，生活质量得到显著改善。康复医学的地位和作用越来越重要，就是因为其以提高人的整体功能、提高生存质量为目标。临床实践表明，及时正确地介入康复治疗，能明显提高伤病者身体的、精神心理的和社会生活各方面的能力。康复医学的指导思想已经越来越广泛地为临床医学工作者接受，并被有机地运用于日常医疗工作之中。

另一方面，康复医学与临床医学又存在明显区别。具体体现是二者在研究范围、服务对象、治疗目的与内容、治疗方法及手段、实施人员几个方面的不同（表 2-1）。临床医学以疾病为主导，以治愈疾病为目的，康复医学则是以功能障碍为主导。临床医学延长生命，康复医学提高生存质量。临床医学常用药物、手术等方法，康复医学常用理学、作业、器具代偿等方法。探讨和了解康复医学与临床医学的区别，对康复医学与临床医学在临床工作中的有机结合具有重要的理论和现实意义。

表 2-1 康复医学与临床医学的区别

项目内容	临床医学	康复医学
研究范围	以人体疾病为中心	以人体功能障碍为中心
治疗对象	各类患者	功能障碍者
治疗目的	去除病因，逆转疾病的病理过程	促进功能恢复，提高生活质量，回归社会
诊断或评价	疾病诊断	功能评定
治疗手段	以药物和手术为主	以功能训练为主
人员组成	专科医生、护士	康复治疗组（康复医师、康复护士、物理治疗师、作业治疗师等）
效果评定	治愈、好转、死亡	从身体结构与功能、活动、参与水平上评价

临床医学是以治疗疾病为主导，以救命治病为切入点，关注的是患者生命的延续、疾病的产生及其治疗、复发的预防等方面。没有临床医学成功的救治，不可能有康复医学科

的存在，因此，临床医学是康复医学的基础。综合医院应当为患者提供早期有效的康复医疗服务，以疾病、损伤的急性期临床康复为重点，康复医师和治疗师深入其他临床科室，提供早期、专业的康复医疗服务，提高患者整体治疗效果，为患者转入专业康复机构或回归社区、家庭做好准备。

康复医学以改善功能为目的。康复医学以改善患者的功能为主导，是建立在临床成功救治患者、延续生命的基础之上。因此康复医学应该与临床学科的救治同时介入，从医疗的第一阶段开始。患者在临床抢救的同时就应得到康复医学专科医师和治疗师的诊治，及时实施物理治疗、作业治疗、康复护理等。各治疗部分介入任务的多少，将随时间而有所变化。在欧美康复发达国家，康复医师会直接介入相关学科，与相关学科的医生一起讨论患者的治疗方案，例如，康复科医生直接参与骨科择期手术前手术方案的制订，治疗人员在手术前就指导患者进行必要的锻炼和手术后早期的锻炼以及必要的助行器使用方法：康复科医生直接介入 ICU（重症监护室）开展重症患者的早期康复、到 CCU（心脏科的重症监护室）给心脏病患者床边康复治疗。

第三节　康复治疗的意义与作用

一、康复治疗的意义

新《世界残疾报告》指出：康复是一项有益的投资。因为它能够培养人类的能力。"康复医疗不是消耗社会资源，而是对社会的投资"。从国家层面是减少了功能障碍人群的社会负担，很多有功能障碍的人通过康复可以恢复工作能力，不仅减少了后续医疗资源的消耗，而且可以成为社会财富的创造者。从医院层面看，康复医疗的发展能够提升临床其他相关学科乃至医院整体医疗服务水平和能力。对个人来说，投资健康和功能以及改善生存质量和重返工作、重返生活、重返社会，实现人生价值，这种投资毫无疑问是有益的。

二、康复治疗的地位

随着人类文明的进步，社会经济的发展，医学技术水平的提高，疾病谱正在趋向于"慢性化""老龄化""功能障碍化"发展，使得以功能恢复为目标的康复医学迅猛发展。随着人们对生活质量要求及对疾病治愈后功能恢复要求的不断提高，就必须系统全面地实施康复医学。

康复医学在近 30 年来得到了迅猛发展，这是人民群众的健康需要，以及医学科学进步的结果，是医学发展到现代的一个必然产物。

由于疾病谱的变化，以及临床救治存活率大幅提高遗留下来的功能障碍患者，对康复治疗的迫切需求日趋增加，使得康复治疗的地位越发突出。

康复医疗也是个人、家庭和社会和谐进步的基石。发展康复医学事业可以减轻病、伤、残者的身心障碍和社会功能障碍，从而使病伤者病而不残，残而不废，愉快地重返工作岗位、家庭和社会。不仅减轻了家庭和社会的负担，而且残疾者能够独立地和健康者并肩活跃在社会上，获得身心的满足，实现人生的价值。

扫码"学一学"

三、康复治疗岗位的设置

康复医学常采用多专业联合工作的模式，即通过组成康复团队的方式来进行工作。团队的协调者通常为康复医师，成员包括康复治疗师和康复护士等。康复治疗师在国际上可以细分为物理治疗师（PT）、作业治疗师（OT）、言语矫治师（ST）、康复护士（NR）、心理治疗师、假肢与矫形器师（P&O）、文体治疗师（RT）、社会工作者（SW），中国的康复团队还包括中医治疗师等。

1. 康复医师　国家人事部 1998 年在《国家职业分类大典》卫生技术人员大类中，对康复医学科医师的定义：在医院、康复中心等医疗和康复机构中，通过康复专业技术从事病人残疾性质、程度的诊断、评估和康复治疗，并以应用功能训练为主要手段，以治疗小组为主要形式，对患者进行综合康复治疗，以恢复或改善功能，提高生活质量的医师。由此可见，在现阶段国内康复医师的工作场所主要是在不同等级的医疗机构内，以机构内康复为主。由于机构内康复的对象主要是有各种功能障碍的病、伤残者，由此，康复医师的职责就是负责评定功能障碍，制订康复治疗方案、协调治疗团队的全体人员去治疗或改善功能障碍，也诊断疾病或治愈疾病。

2. 康复治疗师　国际上康复治疗师分类为物理治疗师、作业治疗师、言语治疗师、假肢矫形师、心理咨询师等，此外还有社会工作者。

3. 康复团队运作　作为团队的协调者，康复医师应该熟悉所有相关的治疗方法、治疗形式和治疗机制，以及这些治疗可能带来的益处和潜在风险，以便更好地提供各治疗专业需要的具体治疗措施来帮助达成患者预期的治疗目标。要开出合适的治疗处方和注意事项，应清楚地了解辅助设备的用途、益处、危险性及其对提高日常生活活动自理能力，改善运动、交流，维持文娱活动及减轻疼痛等方面的作用。康复医师应督导治疗过程，能够提出合理的预防措施并监督转介和医嘱执行。治疗计划是动态的，需根据患者病情变化和阶段评估情况经常进行调整、更新和修正。要加强团队成员的协调和沟通，形成有凝聚力的团队。

（胡　德）

本章小结

本章主要介绍了医学模式转变对康复医学的影响、康复医学的原则特点、康复医学与预防医学及临床医学的关系，以及康复治疗的作用和意义。旨在让同学们通过对本章的学习，掌握康复医学在现代医学中的地位。

习题

扫码"练一练"

一、选择题

1. 下面不属于康复医学原则的是（　　）

　　A. 早期同步　　　　　　　　　　B. 功能训练

　　C. 全面康复　　　　　　　　　　D. 社会康复

E. 主动参与

2. 现代医学体系中，康复医学与临床医学的关系是（　　）
A. 并列的
B. 前者高于后者
C. 康复医学是临床医学的延续
D. 两者互不相关
E. 以上都不正确

3. 康复治疗的主要手段包括（　　）
A. 理疗、体疗、针灸、按摩、作业治疗
B. 理疗、体疗、作业治疗、矫形、康复护理
C. 物理治疗、作业治疗、言语治疗、心理治疗、康复工程
D. 医疗康复、教育康复、心理康复、职业康复、社会康复
E. 理疗、作业治疗、言语治疗、心理治疗、特殊教育

4. 以下不属于康复治疗意义的内涵是（　　）
A. 康复是一项有益的投资
B. 康复医疗只消耗少量社会资源，但很大程度上提高残疾人生活质量
C. 康复医疗是对社会的投资
D. 减少了功能障碍人群的社会负担
E. 能够提升临床其他相关学科乃至医院整体医疗服务水平和能力

5. 康复治疗岗位的设置中不包括（　　）
A. 康复医师
B. 物理治疗师
C. 作业治疗师
D. 社会工作者
E. 营养师

二、问答题

康复医学与临床医学的区别是什么？

第三章

康复医学的基本原则和服务方式

第一节　康复医学的基本原则

案例导入

【案例】

患者男，40岁，因"车祸后意识障碍1小时"就诊。患者驾车时发生车祸，前额部受伤，当即昏迷，无呕吐，无耳鼻流血或液体，无肢体抽搐，无二便失禁，约1小时后送至当地医院，躁动明显，行头颅CT示双额颞叶、左侧顶叶、基底节区脑挫裂伤，弥漫性脑水肿，脑室出血。既往：体健。无吸烟、酗酒史。职业史：病前从事教师职业。入院后急行去骨瓣减压血肿清除术，术后持续昏迷，伤后3天出现持续高热，诊断重症肺炎并呼吸功能衰竭，行抗感染、气管切开术等对症治疗。伤后10天血流动力学及呼吸功能稳定，2周后神志转清，躁动，右侧肢体活动障碍，留置胃管及导尿管，1个月后拔除气管套管。患者可主动表达，但词不达意，吐词欠清晰，留置胃管，出现攻击他人现象，右侧肢体出现轻微抬离床面运动。3个月后行颅骨修补术，现患者言语不清，乱语，右侧肢体活动障碍，日常生活大部分依赖。

【讨论】

1. 康复介入的时机如何把握？
2. 具体的治疗方案如何制定？
3. 除了医疗康复外，该患者后期可能还需进行哪些康复？

扫码"学一学"

扫码"看一看"

　　康复医学遵循"功能锻炼、全面康复、重返社会"的基本原则，强调的是疾病早期康复评定和康复训练与临床诊治同步进行，鼓励患者主动参与康复训练而不是被动接受治疗，以康复医学特有的团队方式对患者进行多学科、多方面的综合评价和处理，实现康复最终目的，即提高患者的生活质量并能使其重返社会。

一、早期同步

（一）概念

　　早期是指康复治疗介入的时机。同步是指康复治疗与临床学科的救治同步进行。由于重症患者最早是在 ICU、急诊科重症观察室以及相关临床专科接受救治，康复要介入，必然需要将"阵地"从康复科前移，与临床学科的救治同步展开，这也是开展重症康复的先决条件。能否实施早期康复取决于患者能否得到早期诊断和及时治疗，如既往的神经康复的早期康复建议是："经急性期规范治疗，生命体征平稳，神经系统症状不再进展 48 小时以后""多发生在 14 天以内开始"。而 2018 年《神经重症康复中国专家共识》指出：神经重症康复是一个超早期介入的综合康复治疗体系。是在早期康复理念基础上，进一步突出"神经重症"康复特点，在充分评估患者病情，有效控制原发病及并发症，保证医疗安全前提下，尽早选用适宜的康复技术进行康复治疗，从而达到减少并发症，激发康复潜能，促进快速康复的目的。其介入的时间为血流动力学及呼吸功能稳定后，立即开始，不再去强调具体的时间点。

（二）理论依据

　　可塑性的临界期在脑损伤后机能的修复过程中，药物和锻炼治疗都存在一个"时间窗"。损伤的早期是代偿的"敏感期"，此时学习、锻炼和药物影响最有效。在允许的情况下，越早期学习、锻炼和用药，效果越好。

（三）作用

　　重症康复与临床救治同步，才有可能真正确保危重症患者最大程度的功能恢复。ICU 住院期间的早期康复可以预防和治疗 ICU 获得性肌病（ICU-AW），减少 ICU 谵妄的发生和持续时间，预防深静脉血栓，有利于危重症患者心理康复。近年来大量临床研究结果也证实了危重症患者（包括使用机械通气、带引流管的危重症患者）早期运动和康复治疗的安全性和有效性。重症康复是康复医学和重症医学的融合，通过积极而有效的重症康复治疗改善危重症患者的功能状态，帮助他们尽早离开监护室，降低病残率，缩短住院时间，减少医疗费用，最终达到最佳的康复状态重返家庭和社会。

（四）具体措施

　　各种运动训练方法和早期活动方案的制定应根据病情的危重程度、并发症、意识状态和患者的合作能力选择性实施。对于神经重症无反应或不能主动配合的患者早期运动参考方案包括：良肢位摆放、床上被动体位转换、关节肌肉被动牵伸、四肢及躯干关节活动度被动维持、床上被动坐位、不同角度体位适应性训练、电动斜床站立、神经肌肉电刺激等。对于反应良好或可以主动配合的患者，运动治疗包括：床上转移、床上被动或主动坐位适应性训练、床边坐位、床-椅转移等。每次根据自觉疲劳程度可安排：ADL 相关练习、运动控制及平衡能力训练、生活活动能力前期训练等。除了这些措施外早期康复，根据病情，还需进行肌肉骨关节康复管理、循环管理、呼吸管理、膀胱管理、吞咽管理、肌骨管理、人工气道管理、皮肤管理等。

二、主动参与

（一）强调主动参与

目前很多治疗技术都强调主动参与，如运动再学习技术、强制性运动疗法等。

（二）理论依据

根据运动控制理论的阶梯运动控制学说，认为中枢神经系统对于运动的控制呈现阶梯状，一般分为 3 个层次：最高层是大脑新皮质的联络区域和基底神经节，形成运动的总的方向策略，涉及运动目的以及达到目的所采用的最佳运动方案；中层水平是运动皮质和小脑，与运动顺序相关，指平稳、准确达到目的所需肌肉收缩的空间时间顺序；最底层是脑干和脊髓，与执行动作相关，包括激活运动神经元和中间神经元，产生目的性动作并对姿势进行必要的调整。有许多的临床报告都认为，患者的心理状态对于治疗效果可以产生惊人的效应。

（三）主动参与的优点

1. 运动中枢调控　大脑运动皮质在长期康复训练后，会发生功能性重塑或神经联络增强。例如，长期进行特定的动作可以促进运动条件反射的形成，从而提高运动控制的效率，相对降低定量运动的能耗。

2. 神经元募集　由于运动单元的募集是中枢神经功能的表现，患者的主动参与是保证运动单元募集的前提。

3. 心理参与　主动参与本身是心理状态的反映，也是改善心理功能的主动措施能激发患者对康复训练的热情，调动患者的积极性，减少并发症。许多疾病或病损是终生性的，如脑瘫，康复训练往往亦须终生进行，而这是不可能终生被动进行的，只能是患者积极主动地参与。

康复治疗的大量经验证明，没有患者的主动参加，任何康复治疗都不会达到理想的效果，已达到的目标也不能维持。而且，在康复治疗全过程中，患者不仅是主动的参与者，也是康复治疗小组的重要成员，参与康复评定，参与康复目标的确定，允许患者了解自己的病情及功能状态，可以提出自己的要求。

三、功能训练

（一）概念

功能训练探索起始于美国的康复治疗领域，物理治疗师为了帮助受伤的运动员尽快重返赛场，恢复原有的竞技水平，同时避免再次发生运动损伤，在伤者的康复过程中融合了一些相关的身体姿态纠正和身体功能重建的动作练习，功能训练是以提升身体在日常生活和活动中表现的一种身体练习，这是其广义的表述。功能即目的，是身体存在的本质属性，功能训练是人体本能的、综合性的需求。

（二）理论依据

关于锻炼和学习的作用研究人员证实，脑损伤后机能的修复是一个中枢神经系统的再学习、再适应过程。它强调了环境与个体的锻炼和学习的"非结构性"作用。损伤后机体的活动为中枢神经系统定向地提供了具体的修正方案和相关信息再传入的源泉。来自各层次的信息经相关中枢的修正而形成一个新的行为模式。无论是感觉替代，还是网络重组，都是通过"做"来学习和建立的。感觉替代和网络重组过程也就是中枢神经系统结构重新分配和机能再分工的过程。在这一过程中个体活动的感觉传入和运动信息的反馈是非常重要的。

功能是医学永恒的目标。康复的内涵是以残疾者或患者的功能障碍为核心,强调功能训练,以达到功能恢复或重建和发展,这与临床的目标不同。许多疾病去除病因困难,或已经形成严重功能障碍,即使病因去除,其功能障碍也不一定能自动恢复。

(三)目的

适应环境,进行必需的功能活动,或表现出适当的行为。

四、全面康复

全面康复包括医学康复、教育康复、职业康复、社会康复,这些方面共同构成了全面康复。关于上述这几个方面的具体内容,详见第一章第一节。

五、团队工作

(一)团队的成员

1. 18～19 世纪　只有物理医学,专业团队就是物理医师和物理治疗师。

2. 20 世纪　康复医学作为独立学科正式形成,团队成员除了康复医师、物理治疗师(PT)之外,还有作业治疗师(OT)、言语治疗师(ST)、假肢和矫形技师(P&O)、心理医师或心理咨询师、社会工作者、康复护士等。此外,还有娱乐治疗师、文体活动治疗师、呼吸治疗师、手法治疗师等。这些治疗师专业有所不同,各有所长,体现了康复医学综合治疗和团队合作的特征。

3. 21 世纪　康复医学团队一方面在不断细化,另一方面也有综合性的团队成员出现。例如在许多发展中国家和社区层面,综合性的康复治疗师已经形成专业。这些综合的治疗师具备 PT、OT、ST、P&O 和护理的基本技能,从而较好地适应基层和特殊人群的需要。由于社会需求的不断发展,专业的儿童康复治疗师、老年康复治疗师、手法康复治疗师、艺术康复治疗师、心肺康复治疗师、烧伤康复治疗师等也不断出现。中国传统康复技术人员的学科定位正在探讨之中。

(二)工作模式

1. 单枪匹马模式　20 世纪中期以前,物理医学的基本模式是单枪匹马模式,强调个人技术。

2. 团队合作模式　表现为学科间合作模式和多学科合作模式。

(1)学科间合作模式　20 世纪中期以后,康复医学工作的基本模式为团队合作模式。团队合作模式的核心思想是将综合性的康复医疗工作分解为各个专项,由多人分工实施,康复医师是整个团队的协调者。这种模式较好地体现了以人为本,以患者为中心的服务方式,能更好地为患者提供服务。优点是专业分工细化,综合处理的专业技术水准提升,康复医疗质量提高,但是缺点也存在,包括工种复杂、协调难度较大、工作效率相对较低。

(2)多学科合作模式　康复工作中的学科间合作主要包括:康复医学作为独立的一个医学分支与预防医学、保健医学和临床医学三大医学分支的合作。它们既相互区别又紧密联系,相互渗透、相互补充,共同构成全面医学。其中尤以与临床医学的结合更为紧密,目前正在形成神经康复、肌肉骨骼康复、心肺康复、儿童康复和疼痛康复等临床康复亚专科。康复医学科患者的功能障碍主要是由临床相关专科伤病引起,故在诊断、评定和进行康复决策的过程中必须要有相关临床学科专业人员的参与。与康复医学结合较为紧密的临床学科包括神经内科、神经外科、骨科、心胸外科、呼吸科、心血管科、疼痛科、老年医学科、内分泌科和风湿科。

（三）工作流程

20 世纪，团队合作的基本形式是团队会议，即相关团队成员定期开会，讨论患者的治疗进度和方案。21 世纪以来不少康复医疗机构，特别是综合医院康复医学科，把团队会议的方式改为核心团队成员在临床查房的过程中及时讨论患者问题，并达成共识。这种方式可以大大提高团队合作的效率。

六、回归社会

康复的目标是最大可能地恢复残疾者的功能，以提高生活质量，最终回归家庭和社会，其回归社会包括参与社会生活，履行社会职责，分享社会福利。

第二节　康复医学的基本服务方式

扫码"学一学"

世界卫生组织（WHO）提出康复的三种途径:机构康复（IBR）、延伸康复服务（ORS）、社区康复（CBR）。

一、机构康复

（一）机构康复的概念

扫码"看一看"

机构康复（IBR）又称专业康复，是指患者在具有专门的康复场地、专业的康复人才、规范的康复治疗技术、先进的康复医疗设备的医疗机构内进行的康复治疗。机构康复以进行整体康复为基本原则，具有较高的专业技术水平，能解决病、伤、残等各种康复问题。

（二）机构康复的形式

提供机构康复服务的康复机构包括：综合医院中的康复医学科、康复门诊、专科康复门诊、综合性康复医院（中心）、专科康复医院（中心），以及特殊康复机构如疗养院、老年养护院、儿童福利院等。它有较完善的康复设备，有经过正规训练的各类专业人员，机构中工种设置齐全，有较高专业技术水平，能解决病、伤、残者各种康复问题。康复服务水平高，但病、伤、残者必须来该机构，才能接受康复服务。

（三）机构康复的特点

1. 优点　①机构康复的康复设备完善；②机构康复的专业人员齐备；③机构康复的专业技术水平较高，能解决病、伤、残者各种康复问题；④从事机构康复的机构同时承担康复专业人员培养培训任务。

2. 不足　机构康复的投入高，康复费用也较高，费效比较低。

二、延伸康复服务

延伸康复服务（ORS）是具有一定水平的康复专业人员，走出康复机构，到病、伤、残者家庭或社区进行上门康复服务。此种康复服务的数量和内容均有一定限制。它只是机构康复的延展和补充。

三、社区康复

社区是指具有一定人群和地域特征的特定范围，康复对象在社区内接受到的康复称为社区康复（CBR），其特点是这种康复依靠社区资源（人、财、物、技术），为本社区病、伤、残者（特别是恢复期和慢性期的对象）开展就地康复服务，是分级诊疗中基层首诊的基础。社

区康复强调的是发动社区、家庭和患者参与，以医疗、教育、社会、职业等全面康复为目标，其不足是受场地、设备和技术等条件的限制，对一些病情比较复杂患者的功能恢复需要转介到上级医院或专科康复机构进行康复。因此，建立有效的上下转诊系统（双向转诊），解决当地无法解决的各类康复问题，是确保社区康复有效运作的长效机制。

关于社区康复的详细内容请参阅第八章相关内容。

四、三种康复服务形式的关系

目前，在康复医疗体系中，机构康复、延伸康复服务和社区康复三种康复服务形式相辅相成，并不互相排斥。

医疗机构康复与社区康复这两种基本的康复服务方式是互相联系的、互相促进的。如果没有康复医疗机构，社区康复将缺乏人员培训基地和技术支持，康复中的复杂问题、疑难问题也无处解决。如果没有社区康复的推广，残疾人的普遍康复问题就难以解决。所以，从形式上看，机构康复和社区康复是点和面的关系，从内容上看，机构康复是社区康复的起点和支撑，社区康复是机构康复的延伸和拓展。没有康复机构的支撑，社区康复就没有质量的保障；没有社区的巩固，机构康复只是为少数人服务的"孤岛"。

目前，我国康复医疗机构和康复专业人员队伍发展迅速，康复医疗服务网络已初具规模。康复医疗服务手段和内容不断丰富，康复医疗管理架构政策架构已基本建立。但相对于发达国家，我国康复医学发展还相对滞后。总体来看，我国康复医疗存在资源不足、分布不均和服务水平参差不齐等问题，优质康复医疗资源集中在大型综合医院康复医学科，专科康复医院和具有康复功能的社区卫生服务中心在数量、规模、特色、布局及专业服务能力等方面远远落后于康复医疗体系建设的要求。同时，大部分一、二、三级康复医疗机构之间缺乏有效联系和转诊渠道，无法为患者提供连续的康复治疗服务，导致了大量需要康复的患者得不到资源的合理配置，造成资源浪费或资源短缺。在政府的大力扶持下，我国康复医疗事业正在迅速发展成为我国医药体制改革的重要内容。"预防、治疗、康复三者结合"和"补齐康复医疗的短板"的国家政策正在逐步落实，而完整的康复医疗服务体系建设是其中重要的一环。

 知识拓展

互联网 + 康复医疗

近年来，随着信息技术的快速发展，互联网产业也向包括康复医疗产业在内的各行各业渗透，出现了健康咨询管理、医患交流、医药电商等各种医疗模式。但由于传统医疗体系内大量医生尚未认可互联网的作用，且医务工作者时间有限，患者习惯传统的就

医模式，故互联网＋医疗尚处于被动接受的状态，很少能提供真正有价值的医疗服务，导致绝大多数互联网医疗推广困难。

我国是人口大国，社会对康复医疗服务的需求量十分庞大。但是，目前我国康复医疗尚处于发展的初期阶段，康复医疗技术人员的占比非常低，康复医疗服务的供给能力十分有限，且康复医疗资源，包括医疗技术人员、医疗设备等还主要集中在大的医疗机构，存在着供需极度不平衡问题。能为大众提供康复服务的社区康复、家庭康复方式尚未能普及。于是，互联网＋康复医疗的出现将能在一定程度上弥补以上不足。互联网＋康复医疗将对传统的康复医疗体系进行全方位改造，实现多样化、便捷化、定制化的康复医疗服务。互联网与康复结合包括四大核心部分，分别是视频、音频、软件系统、智能硬件，通过互联网/新技术可以对患者康复过程进行动态康复评估、远程康复指导、康复教育、远程交互沟通。

结合国外情况，目前互联网＋康复医疗主要有以下几种形式。

1. 咨询及预约 主要提供简单康复咨询，及治疗师预约上门康复服务，这也是目前我国开展互联网＋康复医疗的主要模式。

2. 康复机器人 目前人工智能应用越来越广泛，各类康复机器人也越来越多，康复机器人一般划分为康复训练机器人和辅助型康复机器人，康复训练机器人主要是帮助患者完成各种主、被动康复训练，如行走训练、手臂运动训练、脊椎运动训练、颈部运动训练等；而辅助型康复机器人主要用来帮助肢体运动有困难的患者完成各种动作，给患者直接提供帮助，如智能假肢、导盲机器人、服务机器人等。康复机器人不仅能够对行动障碍进行治疗或提供帮助，未来还将朝着促进居家养老服务、预防阿尔茨海默病，通过陪护缓解老年人孤独的方向上进一步发展。例如目前有可以帮助残疾人和老年人独立生活的移动家庭看护系统，它可以摆放桌椅、拿饮料、控制空调和报警系统；可以从床上或椅子上支撑用户起身，智能辅助行走；还可以管理视频电话、电视等媒体，与医疗和公共服务机构通信，监测危险信号并紧急呼救，该方法节约人力成本，提高治疗效果，可为患者辅助训练或者提供帮助。

3. 康复训练应用程序 国外的康复训练应用程序多为线上虚拟康复指导，能够对患者的康复训练状况进行远程监测，患者可以在家里进行训练，例如有些伤后康复软件可以用于帮助康复医师、治疗师、护理工作者等直接和患者有效地沟通伤情和康复指导，并有各种损伤类型的视频，有相关解剖及康复训练方法，患者可以根据康复医师或治疗师的指导意见结合视频进行训练，提高患者治疗的自由度，降低患者的治疗花费，还能实时收集数据，提供个性化治疗，监测治疗效果，还有专门社交平台，患者与患者之间，患者与康复治疗师之间，患者与家人之间，康复治疗周期长，在这个过程中，患者与患者、康复师及家人之间的鼓励互动非常重要。

4. 虚拟现实 虚拟现实康复系统可以打破传统康复训练方式的局限性，它可以针对不同类型功能障碍的患者提供不同的虚拟训练平台，通过音乐、画面、文字和语音提示等形式给患者以正面的激励反馈，使患者以做游戏或完成趣味性任务的方式进行康复训练，以此调动患者的积极性，将其与互联网相结合，详细地记录患者的训练数据，康复医生可以远程监控患者的训练情况，进而根据需要实时地调整训练计划和训练强度，推荐康复治疗方案，这种方式的优点是一个医生可以同时指导多名患者，患者与患者之间可以进行游戏或比赛，增强趣味性和主动性，提高康复疗效。

5. 可穿戴设备 通过手机移动端或可穿戴设备采集人体数据，监测的数据上传到云端，生成患者电子病历记录，康复医师或治疗师通过后台对数据进行分析，通过软件将训练情况反馈给患者，随时调整康复计划，患者通过移动端 APP 能够随时看到自己的训练情况并指导患者自主进行康复训练，例如外骨骼式远程康复系统，进行康复训练时，外骨骼系统可以带动人体上肢，实现肩关节的屈伸、外展及内收，肘关节屈伸运动，结合虚拟现实技术转换为虚拟人处于虚拟场景中，通过传感器虚拟人跟随患者一起运动，并可以在虚拟场景中进行活动。对大大提高管理效率，节约成本增强趣味性和主动性，能大大减少再次住院的总体费用。

（胡　德）

本 章 小 结

本章主要介绍了康复医学的基本原则，及其相关的概念、理论依据、具体措施，旨在让同学们掌握康复的基本理念。

介绍的康复医学的基本服务方式，随着社会的发展，和政府的大力支持，康复医学得到了迅速发展，康复医学的服务方式开始了一些新的转变。

扫码"练一练"

习 题

一、选择题

1. 下面不属于全面康复的内容的是（　　　）

    A. 职业康复   B. 医学康复

    C. 教育康复   D. 社会康复

    E. 宗教康复

2. 社区工作不包括（　　　）

    A. 残疾预防   B. 残疾普查

    C. 医学康复   D. 社会康复

    E. 以上均不包括

3. 机构康复不包括（　　　）

    A. 综合性康复中心   B. 康复医学科

    C. 社区康复   D. 康复门诊

    E. 疗养院

4. 以下关于早期康复错误的是（　　　）

    A. 有气管插管的患者暂不宜康复治疗

   B. 早期康复方案的制定应根据病情的危重程度、并发症、意识状态和患者的合作能力选择性实施

   C. 血流动力学及呼吸功能稳定后，立即开始

   D. 重症康复与临床救治同步

   E. 早期康复可以减少并发症，激发康复潜能，促进快速康复的目的

5. 以下关于回归社会说法错误的是（　　　）

   A. 履行社会职责　　　　　　　　　　B. 分享社会福利

   C. 参与社会生活　　　　　　　　　　D. 功能完全正常

   E. 是康复的最终目标

二、问答题

1. 康复医学的基本原则是什么？

2. 什么是多学科合作模式？

第四章

康复医学机构

学习目标

知识目标

1. **掌握** 常见康复医学机构形式及组成。
2. **熟悉** 康复医疗常用设备及其分类。
3. **了解** 我国康复医疗中心及综合医院康复医学科的基本标准。

能力目标

1. 学会康复医学机构的常见设置方法，知晓康复常见设备的配置。
2. 培养学生具备对康复医学机构的设置观念，建立初步的康复机构及设备配置理念，为坚定今后的学习方向打下良好基础。

 案例导入

【案例】

患者文某，女性，48岁，因"右侧肢体无力伴言语不能6小时"入住神经内科，入院后行头颅 CT 及 MRI 检查提示脑梗死，经治疗后病情稳定，但仍然右侧肢体不能自主活动，不能言语，喝水呛咳，伴情绪低落，大小便不能自主控制。神经内科医师拟转诊患者到康复医学科进行综合康复治疗，以解决患者目前存在的运动障碍、言语障碍、吞咽障碍、心理障碍、大小便功能障碍等。

【讨论】

此案例反映了目前康复诊疗工作的重要性，请结合病例的诊疗需要思考康复医学机构设置的必要性和内部设置的要求。

20世纪80年代初，我国康复医学才开始起步。经过三十多年的不断发展，综合医院里的康复医学科从无到有，数目从少到多，规模从小到大，质量从低到高，结构从局部到综合，已逐步走向正规化的管理轨道。为了促进康复医学科的规范和建设，国家相应的管理部门颁发了一系列的文件。特别是1996年4月2日卫生部颁布的《综合医院康复医学科管理规范》以及2011年4月卫生部制定的《综合医院康复医学科建设与管理指南》和《综合医院康复医学科基本标准》（试行），其进一步指导和规范了我国综合医院康复医学科的建设，对康复医学学科的发展起了极大的促进作用。

康复医学的发展必须与我国社会现代化发展的需求相适应。随着社会的不断发展和人民生活水平的提高，各种急慢性病、老年病、伤残带来的功能障碍的康复需求也不断增大。因此，康复医学机构的规范化建设和发展也越来越迫切。康复医学的发展既需要软件也需要硬件的建设。软件建设与医师、治疗师、护士等专业人才的数量和质量密不可分；硬件建设与康复机构场地的大小和仪器设备的多少及优劣息息相关。康复医学生存与发展的必备条件之一为康复设备，现代康复需要大量普通的或高精尖的康复仪器设备，以保证对患者进行康复功能评定和治疗。

第一节　康复医学机构的常见形式

扫码"学一学"

机构康复、延伸康复服务和社区康复三种康复服务方式中，从事机构康复的主要有综合医院中的康复医学科及专科康复医院（或中心），前者主要针对早期和急性期的康复，后者主要针对稳定期的康复。上门康复服务及社区康复主要针对恢复期或后遗症期的患者。康复医学机构按其组织形式也可分为医院型、门诊型、疗养型和不完全康复型。目前，最常见的康复医疗机构有康复医院、康复中心、综合性医院的康复医学科、康复门诊、社区康复站等。

扫码"看一看"

机构康复应进行整体康复，这是各级各类康复医疗机构从事康复医疗业务中应遵循的基本原则之一。所谓整体康复，就是从生理、心理、职业教育、社会交往能力等方面对功能障碍者进行全面综合性康复。康复的着眼点不仅是残损的器官或肢体，而是将功能障碍者作为健全人平等看待的整体"人"，应能进行正常的家庭和社会生活，从事适宜的工作和劳动。从这一认识出发，对功能障碍者的康复不能只是医疗康复、肢体功能训练等专项康复，而应该从适应社会存在的"人"来实施整体康复，即从生理、心理、社会等多方面进行康复功能评定，并根据康复功能评定结果实施功能康复训练。

我国是一个发展中国家，也是世界上人口最多、功能障碍人数量最大的国家。现代康复医疗根据患者的康复需求和客观环境条件，可以在不同水平和不同形式的机构中进行。目前，我国康复医疗机构大致有常见以下几种形式。

一、康复中心或康复医院

康复中心属于专门从事康复医疗服务的医疗机构，或称为康复医院。此类康复机构具有独立的、综合的康复设施，设有住院部、护理部、治疗部及相关配套设施，能适应各种功能障碍者门诊或住院康复。其主体为康复诊断和康复治疗部门，如中国康复研究中心、广东省工伤康复中心即属于此。康复中心是康复专业人才、康复设备和康复技术集中的医疗机构，也是康复医疗、康复科研和康复教学培训相结合的机构，是发展康复医学的骨干力量和重要基地。康复中心按其功能和性质可分为综合性康复中心和专科性康复中心两大类。

（一）综合性康复中心

综合性康复中心能收治各类功能障碍者，规模较大，具有完善的康复设施，设置有门诊部、住院部、治疗部等不同部门，各类康复评定和康复治疗科室齐全。有康复医师、有关学科的临床医师、康复护士、物理治疗师、作业治疗师、语言治疗师、心理治疗师、康复工程师、中医传统治疗师等专业技术人员组成的康复医疗团队。各类功能障碍者在综合性康复中心能接受到临床诊断与治疗、系统的康复功能评定与康复治疗服务。此类机构一般同时还承担有康复医学科研及教学工作。

（二）专科性康复中心

专科性康复中心是以收治某一类功能障碍患者为主的康复机构，如脊髓损伤康复中心、儿童脑性瘫痪康复中心、老年病康复中心、听力康复中心等。常见专科康复中心见表4-1。

表4-1　常见专科康复中心

种　类	备　注
残疾儿童康复中心	收治各类残疾儿童及慢性病患儿开展康复医疗
儿童脑性瘫痪康复中心	收治各类脑性瘫痪患儿开展康复医疗
老年病康复中心	收治各类老年疾病患者开展康复医疗
脊髓损伤康复中心	收治各类脊髓损伤患者开展康复医疗
肢体伤残康复中心	收治各种肢体瘫痪、畸形、截肢患者开展康复医疗
心血管病康复中心	收治各类心血管疾病患者开展康复医疗
精神疾患康复中心	收治各类精神疾病患者开展康复医疗
运动创伤康复中心	收治各类运动损伤、创伤患者开展康复医疗
劳动工伤康复中心	收治各类工伤后工人开展康复医疗

康复中心一般应设在城镇综合医院附近，而专业性强、技术设备要求高的康复中心最好设置在层次较高的省级以上医院内。

二、康复门诊

康复门诊是指单独设立的康复诊疗机构，是多学科合作式门诊，可以对来诊的功能障碍者提供门诊式康复诊疗服务，成为康复门诊或日间医院。康复门诊一般不设专门的康复评定和康复治疗科室，不设病床，只为门诊功能障碍者提供康复服务。

三、综合性医院的康复医学科

综合性医院的康复医学科为综合性医院的一个临床科室，设有康复专科门诊、康复专科病房、相关康复治疗室，具有相应的康复设施。其可以直接接受门诊及临床各科转诊患者，为其提供康复诊疗服务。综合性医院应逐步建立康复医学科和其他临床各科室的合作机制，强化团队合作模式，注重早期康复。康复专业人员应主动深入其他临床科室，为急性期、恢复早期的各种功能障碍患者提供早期的康复医学服务，以避免一些暂时性功能障碍转化为永久性功能障碍。综合性医院的康复医学科应注重提高整体治疗效果，为患者转入专业康复机构或回归家庭、社区做好准备，其还应为所在社区的功能障碍者康复工作提供康复医学培训和技术指导，充分发挥区域辐射带动作用。

综合性医院的康复医学科作为一种康复医疗机构的存在形式，是我国康复医疗机构中的主体，在我国分布广泛，数量较大，占有主导地位，在国内康复医疗服务中的作用和意义重大。卫生部颁布的《医院分级管理标准》中明确要求二、三级医院必须设立康复医学科，并规定了二、三级医院康复医学科室的专科设置标准和要求。

四、社区康复站

随着社区康复在全球的不断深入开展，社区康复的定义也在不断地更新、完善，各国结合实际情况都对社区康复的定义和内涵都有不同的理解。世界卫生组织等国际组织曾多次对社区康复定义进行修订，以适应功能障碍者的康复需求和社区康复发展现状。

社区康复站是指在社区范围内，因地制宜地采用简便的技术和设备而建立起的为功能障碍者提供康复服务的基层康复部门，是社区康复工作网的基本组成单位。在我国，具体的社区康复站形式有：县乡（镇）及地段医院开设的康复服务部门，街道、乡（镇）设立的康复站，街道、乡（镇）等基层残疾人组织建立的康复站等。现在全国已建立起县、乡两级社区康复站近万个，使社区康复工作得到迅速发展。

📋 知识链接

中国康复研究中心（北京博爱医院）是我国第一所最具代表性的康复专科医院。成立于1988年10月，为直属于中国残联的全民所有制事业单位。它是我国现代康复医学发展史上的一座里程碑，也是我国康复事业的一颗明珠。其主要承担我国康复医疗、康复研究、人才培养、社区指导、国际交流等多领域康复工作。经过三十多年的探索与发展，中国康复研究中心已拥有职工1700余人，占地220余亩，建筑面积12万平方米，是一所集康复医疗、教育、科研、工程、信息、社会服务于一体的大型现代化综合性康复机构。其下设有中国残联残疾预防与控制研究中心、国家孤独症康复研究中心、国家药物临床试验机构、神经损伤与康复北京市重点实验室等；具有规模最大、康复手段齐全、康复流程完善、康复模式先进、康复专家众多、康复技术创新能力突出等优势；形成了覆盖残疾预防、急性期救治、早期干预、中后期康复、职业康复等内容的中国特色全面康复服务模式。

广东省工伤康复中心是全国首家集临床、康复、教学、科研、预防为一体的工伤康复专科机构。建筑面积54000平方米（含广州院区和从化院区），设有12个康复病区近600张床位，配有各类专业技术人员500余人，提供系统的物理治疗、作业治疗、言语-语言治疗、音乐治疗、心理治疗、中医治疗、康复辅助器具配置等综合康复服务，在职业康复、截瘫步行矫形器、烧伤压力衣的研制、水疗、上下肢机器人训练、专科康复护理等方面形成了突出的技术优势。其在国内首创了医院-企业-社区（家庭）无缝链接的"以医疗康复为基础、职业康复为核心，促进工伤职工全面回归社会和重返工作岗位"的工伤康复模式。广东省工伤康复中心已成为全国康复治疗类别最齐全、康复训练场所面积最大、康复技术人才最集中的工伤康复机构。

第二节　康复医疗常用设备

随着社会经济的发展、物质生活水平的不断提高，人们对健康与生活质量的要求越来越高，对慢性病、老年病、伤病与残疾者的各种功能障碍恢复的要求越来越迫切，因而社

扫码"学一学"

会对康复医疗服务的需求也越来越大，对康复医疗服务质量的要求也越来越高。康复医学科的设置与规模、设备和人员素质等必须与社会的需求相适应。康复医学科主要是应用各种康复仪器设备为患者进行康复功能评定和康复治疗。因此，康复设备是康复医学科生存与发展的必备条件。

一、康复评定设备

（一）评定关节运动范围的器械

（1）通用量角器。

（2）手指量角器。

（3）方盘量角器。

（4）脊柱测量器。

（5）多功能关节活动度测量表。

（6）其他，如直尺、量规、电针量角器等。

（二）评定肌力的器械

（1）机械测力计，如手握力计、指捏力计、背拉力计等。

（2）电子测力仪。

（3）等速肌力测定训练装置。

（三）生物力学检查设备

（1）三维步态分析仪。

（2）平衡测试仪。

（3）动作分析仪。

（4）测力台等。

（四）电生理学检查设备

（1）肌电图仪（针极、表面电极）。

（2）体感诱发电位检查仪。

（3）强度－时间曲线测定仪。

（4）脑电图仪等。

（五）心肺功能及代谢当量测试设备

（1）功率自行车。

（2）活动平板。

（3）多导联心电图仪。

（4）肺功能测定仪。

（5）血氧分析仪等。

（六）言语评定设备

（1）言语障碍筛查量表。

（2）言语相关图（卡）片、复读机。

（3）电测听仪。

（4）计算机语言评定训练系统等。

（七）认知及心理评定设备

（1）认知能力筛查量表。

（2）心理测试用品。

（3）注意、观察力、记忆、思维单项智商测定用品。

（4）失认症、失用症检查用品。

（5）成人心理功能评定系统（软、硬件）。

（6）青少年心理功能评定系统（软、硬件）等。

（八）其他

如血压计、计步器、人体磅秤、身高尺、卷尺、皮脂厚度测量、疼痛测定问卷、社会生活活动能力测定量表、FIM测定用表等。

康复功能评定对康复治疗计划的制订、康复疗效的评定起着不可缺少的作用。因此，必须配备一定的功能评定设备，才能对患者的功能障碍的部位、性质、类型、程度等进行科学的评定，从而指导康复治疗。

二、康复治疗设备

（一）运动治疗与训练设备

1. 基本设备　平行杠、训练用扶梯、肋木、训练用垫、姿势矫正镜、矫正板、训练用棍、训练用球、支撑器、按摩床、治疗床、治疗凳、训练用阶梯等。

2. 肌力训练设备　不同重量沙袋及哑铃、不同弹力的弹力带、墙拉力器、划船器、悬吊装置、功率自行车、股四头肌训练器、等速训练仪、多功能肌力训练器等。

3. 关节活动范围训练设备　多功能牵引吊架、滑轮装置、各关节被动训练器、肩关节回旋器、胸背部矫正训练器、前臂内外旋转器、腕关节旋转运动器、髋关节旋转运动器、踝关节跖屈背伸运动器、踝关节矫正站立板、上肢及下肢持续被动活动器（CPM）等。

4. 耐力训练设备　训练用功率自行车、活动平板、呼吸训练器等。

5. 平衡、站立、移行训练设备　平衡训练器、训练用直立平台、电动起立床、减重步行训练系统、助力平行木、训练用扶梯、各种拐杖、各种助行器、轮椅等。

6. 牵引设备　颈椎牵引装置、腰椎牵引床等。

在康复医师和治疗师的指导下，通过以上设备对功能障碍者进行治疗和训练，可以改善和提高患者躯干与肢体的平衡功能、运动功能和心肺功能等。各种运动疗法设备的摆放应布局合理，具有足够的空间，环境应宽敞明亮，这样才有利于康复治疗师的治疗以及与患者的互动。

（二）物理因子治疗设备

1. 低频电疗　直流电治疗仪、低频脉冲电疗仪、神经肌肉电刺激治疗仪、经皮神经电刺激（TENS）治疗仪、经颅直流电治疗仪（tDCS）等。

2. 中频电疗　等幅正弦中频电疗仪、电脑中频治疗仪、干扰电治疗仪等。

3. 高频电疗　短波、超短波、微波、毫米波治疗仪等。

4. 光疗　红外线治疗仪、红外线偏振光治疗仪、紫外线治疗仪、氦氖激光、半导体激光、二氧化碳激光治疗仪等。

5. 磁疗　旋磁治疗仪、电磁疗机、磁振热治疗仪、经颅磁刺激仪（TMS）等。

6. 超声波治疗　超声波治疗仪等。

7. 蜡疗机　包括蜡疗袋、各种传统与现代的蜡疗机等。

8. 肌电　生物反馈治疗仪。

9. 水疗 水下跑步机、步态训练泳池、蝶形浴槽设备等。

10. 其他 冷疗机、压力治疗仪、电热按摩治疗机、中药熏蒸仪、音乐电疗仪、体外冲击波治疗仪等。

在我国，物理因子治疗设备在康复医学科是必不可少的配置，发挥着重要的作用，主要用于常见的炎症、痛症、慢性病、老年病的治疗和康复。对于骨关节病及神经、肌肉原因引起的瘫痪等还需配合运动疗法才能获得更好的疗效。

（三）作业治疗设备

1. 上肢及手作业器材 如 OT 桌、可调节砂磨板、插板、螺栓、手指肌训练器、前臂旋转训练器、握力器、捏力器、分指器、各系列哑铃及沙袋、平衡板、楔形垫、康复巴氏球、支撑器、腕部功能训练器、滚筒、木插板、手功能训练器等。

2. 工艺治疗用器材 黏土及陶器制作用具、竹编或藤编工艺用具、绘画、图案、书法用品用具等。

3. 职业技能训练用器材 电脑、打字机、缝纫机、电子元件组装器材、制图用器材、木工器材、机械维修基本工具、纸盒加工器材等。

4. 日常生活活动训练器具 食具、厨房用具、家用电器、梳子、毛巾、上衣、裤子、模拟厕所和浴室设备、自助具等。

5. 支具 分指板、手部压力手套、训练用的支具与矫形器等。

6. 认知训练用具 不同大小形状的物体、照片、图画，各种色彩的卡片、纸张、笔墨、地图、火柴、积木、小球、胶泥、计算机辅助认知训练系统等。

7. 环境控制系统 声控、气控系统等。

8. 文体治疗用具 常用的各种球类如乒乓球、篮球、排球、足球以及一些娱乐性器材如琴、棋等。

作业治疗往往与认知训练和文体训练相结合，一般不必另设认知治疗室和文体治疗室，文体治疗还可利用户外进行活动。

（四）言语治疗设备

录音机、听力计、语言评定用具和言语治疗用具，包括实物、图片、纸、笔、矫形镜、交流画板，以及计算机语言辅助训练系统等。有的与认知评定和治疗用具相同。

（五）假肢、矫形器设备

制作假肢、矫形器的板材，压力衣的材料，制作工具，调试工具，辅助器具。常用的一些成品支具与矫形器，如上肢矫形器、下肢矫形器；护具，如腰围、颈托、护膝等。辅助器具包括行走辅助器具、生活辅助器具、听力及言语辅助器具、低视力辅助器具等。

（六）心理治疗设备

心理测评软件、心理沙盘、情绪宣泄设备、团体辅导设备、心理健康自助系统等。应注意心理治疗室设置应远离喧闹场所，同时有隔音及保密要求。

（七）传统康复治疗设备

针灸针具（毫针、皮肤针、三棱针、针刀）、电针仪、刮痧板、系列火罐等。

以上设备在三级综合医院规模较大、功能齐全的康复医学科中应基本配备，二级以下医院的康复医学科可根据自身的条件和当地的需求从中有选择性地购置，其中假肢、矫形器也可由其有关制作部门的工程技术人员上门安装使用。

随着电子技术、计算机技术、图像分析技术等在医学领域的日益广泛的应用，康复评定设备不断问世，康复评定更具准确性。康复治疗设备向着高精密检测、评定、训练一体化的方向发展。物理因子治疗设备也向着数字化、自动化、微机化、高质量、多功能的方向发展。各种先进的康复评定和治疗设备的问世必将进一步提高康复治疗的效果。

第三节　康复医疗机构的设置标准

扫码"学一学"

一、康复医疗中心基本标准

康复医疗中心是独立设置的为慢性病、老年病以及疾病治疗后恢复期、慢性期康复患者提供医学康复服务，促进功能恢复或改善，或为身体功能（包括精神功能）障碍人员提供以功能锻炼为主，辅以基础医疗措施的基本康复评定、康复医疗和残疾预防等康复服务，协助患者尽早恢复自理能力、回归家庭和社会的医疗机构。康复医疗中心主要接收经综合医院康复医学科或康复医院住院康复治疗后，病情处于稳定期或后遗症期，功能仍需要缓慢恢复或进一步稳定，虽不需要大量医疗护理照顾，但又不宜直接回归家庭的患者为主。按照 2017 年国家卫计委发布的《康复医疗中心基本标准（试行）》文件精神，康复医疗中心不包括医疗机构内部设置的康复部门，也不包括以提供医疗康复为主的二、三级康复医院。康复医疗中心功能定位以贴近社区，服务家庭为主，对于推进分级诊疗，促进医养结合具有重要作用。

康复医疗中心属于独立设置的医疗机构，在设置时应遵循以下基本标准。

（一）康复床位

提供住院康复医疗服务的康复医疗中心应设置 20 张以上住院康复床位；不提供住院康复医疗服务的康复医疗中心应设置不少于 10 张的日间康复病床。

（二）专业的设置

康复医疗中心能够开展的功能评定项目应包括运动功能、感觉功能、言语功能、认知功能、情感－心理－精神功能、吞咽功能、二便控制功能、儿童康复功能评定，日常生活活动能力评定，个体活动能力和社会参与能力评定，生活质量评定等；能够开展神经系统疾患的康复医疗、骨－关节系统疾患或损伤的康复医疗、慢性疼痛的康复医疗、儿童康复医疗、老年康复医疗、肿瘤康复医疗、中医传统康复治疗以及一些明显功能障碍稳定期或后遗症期的康复处理等专业中的一种或多种康复医疗服务；能够开展与所提供康复服务相关的急救医疗措施；能够开展物理治疗、作业治疗、言语治疗和康复辅具应用；康复床位大于 30 张的康复医疗中心可提供亚专科康复服务；所有康复医疗中心应能提供日间综合性康复医疗服务和家庭康复医疗指导，能够提供满足所开展康复医疗服务需要的医学影像、医学检验、药事、营养和消毒供应等保障服务。

（三）康复医疗中心人员组成

有住院康复床位的康复医疗中心应按每床≥0.5 人的标准配备卫生专业技术人员，医师、康复治疗师和护士比例不低于 1:2:3；无住院床位的应配备≥5 名卫生专业技术人员，其中医师不少于 1 名，康复治疗师不少于 2 名；护理员的数量根据实际工作需要进行确定；提供≥2 种专业康复医疗服务的康复医疗中心应保证每个专业至少应有 1 名康复医师或具有本专业技术任职资格的医师；设置药剂、检验、辅助检查和消毒供应部门的应当配备具有相

43

应资质的卫生专业技术人员；非康复专业的临床或中医类别的医师、康复治疗师应具有＞6个月、护士应具有＞3个月在综合医疗机构康复部门或者二、三级康复医院从事康复治疗工作或接受培训的经历；技师应经过相关专业技术和管理培训并取得合格证书；有条件的康复医疗中心应聘有≥1名全职或兼职精神心理专业人员，保证每周提供≥1天的精神心理康复服务；应配备质量安全和医院感染防控管理人员；医护人员、护理员应全员熟练掌握心肺复苏等急救操作。

（四）基本设施配置

康复医疗业务用房至少应当设有接诊接待、康复治疗、康复训练和生活辅助等区域，要求康复训练区总面积≥200m²；不设住院康复床位的康复医疗中心应保证康复医疗业务用房建筑面积≥500m²；设有住院康复病区的康复医疗中心要求每床建筑面积≥50m²，病室每床净使用面积≥6m²，床间距≥1.2m；整体建筑设施应严格按照国家无障碍设计相关标准执行，并应符合消防、安全保卫、应急疏散和防跌倒、防坠床、防自残（自杀）、防伤人、防走失等功能要求。

（五）基本设备配置

康复医疗中心的常规设备、病房床单元可参照一级综合医院的基本设备；专科设备应根据所开展康复医疗服务的专业进行配备，以满足开展业务的需要；应根据所能提供的康复功能评定进行配备，一般应包括运动功能评定、平衡功能评定、认知言语评定和作业评定等设备；运动治疗方面至少应配备训练用垫、肋木、姿势矫正镜、平行杠、楔形板、轮椅、训练用棍、沙袋和哑铃、墙拉力器、肌力训练设备、前臂旋转训练器、滑轮吊环、电动起立床、功率车、治疗床（含网架）、训练用阶梯、训练用球、踏步器、助行器、平衡训练设备、运动控制能力训练设备、功能性电刺激设备、儿童运动训练器材等；物理因子治疗方面至少应配备电疗、光疗、超声波治疗、传导热治疗、冷疗、功能性牵引治疗等设备；作业治疗方面至少应配备日常生活活动作业、手功能作业训练、模拟职业作业等设备；中医康复治疗方面应至少配备针灸、火罐、中药药浴、中药熏蒸等设备；信息化方面应配置具备信息报送、传输和自动化办公功能的网络计算机等设备，配备与功能相适应的信息管理系统，保证医疗信息化建设符合国家与所在区域相关要求。

（六）管理标准

康复医疗中心也应按照要求建立医疗质量管理体系，制定相关规章制度、人员岗位职责，施行由国家发布或认可的诊疗技术规范和操作规程；所有工作人员必须参加各项规章制度、岗位职责、流程规范的学习和培训，并进行记录；规章制度制定应包括医疗文书管理制度、医疗服务标准、住院康复管理制度、患者登记制度、患者安全制度、患者抢救与转诊制度、患者隐私保护制度、质量管理与控制制度、信息管理制度、设施与设备管理制度、药品耗材管理制度、医院感染防控管理制度、医疗废物处置管理制度、医务人员职业安全防护管理制度、停电停水等突发事件的应急预案以及消防制度等。

二、综合医院康复医学科基本标准

综合医院的康复医学科是在康复医学的理论指导下，应用康复功能评定和物理治疗、作业治疗、言语治疗、心理治疗、传统康复治疗、康复工程、康复护理等专门的技术开展工作的临床科室，主要为疾病与损伤的急性期或恢复期患者的有关躯体或内脏器官的功能障碍提供综合的康复医学专业诊疗服务，同时为其他功能障碍者提供相应的后期康复医学功能评定与康复训练。其还应当为所在社区的功能障碍者的康复工作提供康复医学专业的技术指导与培训，在基层开展康复医学诊疗、咨询等服务。

按照卫生部《医疗机构诊疗科目名录》康复医学科设置为一级诊疗科目，不设二级专业分科。根据 2011 年国家卫生部印发的《综合医院康复医学科基本标准（试行）》和《综合医院康复医学科建设与管理指南精神》，二级以上（包括二级）综合医院应根据当地的康复医学诊疗需求和条件，设置康复医学科，并开展相应的康复医学诊疗工作。综合医院康复医学科在设置时应遵循以下标准。

（一）综合医院康复医学科的组成部分、面积和床位

综合医院康复医学科一般应设立独立的康复门诊和康复病区，至少应设置具备临床康复评定功能的物理治疗室、作业治疗室、言语治疗室、传统康复治疗室、康复工程室等，这样才能更好地为患者提供全面的康复治疗。康复医学科门诊和治疗室总使用面积要求三级医院≥1000m²，二级医院≥500m²。根据需求和当地康复医疗服务网络设定床位，三级医院应为医院总床位数的 2%～5%，每床使用面积≥6m²，床间距≥1.2m；二级医院应为医院总床位数的 2.5%，但不得少于 10 张床，床使用面积≥6m²，床间距≥1.2m。收治神经科、骨科疾病患者为主或向康复医院转型的三级综合医院，床位数可以不受上述规定限制。

（二）综合医院康复医学科的人员组成

二级及三级综合医院康复医学科均要求每床至少配备 0.25 名医师、0.5 名康复治疗师、0.3 名护士。其中三级医院要求至少有 2 名具有副高以上专业技术职务任职资格的医师及 1 名具备中医类别执业资格的执业医师；二级医院要求有 1 名具有副高以上专业技术职务任职资格的医师及 1 名具备中医类别执业资格的执业医师。

（三）综合医院康复医学科的设备配置

1. 功能评定与实验检测设备 二级及三级综合医院康复医学科均要求至少配置肌力和关节活动度评定设备、平衡功能评定设备、语言评定设备、作业评定设备、肌电图与临床神经电生理学检查设备等。三级医院还要求独立配置运动心肺功能评定设备。

2. 运动治疗设备 二级及三级综合医院康复医学科均要求至少配置训练用垫、肋木、姿势矫正镜、平行杠、楔形板、轮椅、训练用棍、沙袋和哑铃、墙拉力器、肌力训练设备、前臂旋转训练器、滑轮吊环、电动起立床、功率车、治疗床（含网架）、连续性关节被动训练器（CPM）、训练用阶梯、训练用球、踏步器、助行器、平衡训练设备、运动控制能力训练设备、功能性电刺激设备、儿童运动训练器材等。其中，三级医院还要求配置划船器、手指训练器、肩旋转训练器、悬挂装置、助行器、生物反馈训练设备、减重步行训练架及专用运动平板等。

3. 物理因子治疗设备 二级及三级综合医院康复医学科均要求至少配备直流电治疗设备、低频电治疗设备、中频电治疗设备、高频电治疗设备、光疗设备、超声波治疗设备、传导热治疗设备、牵引治疗设备等。三级医院还要求配置磁治疗设备、冷疗设备、气压循环治疗设备等。

4. 作业治疗设备 二级及三级综合医院康复医学科均要求至少配备日常生活活动作业设备、手功能作业训练设备、模拟职业作业设备等。

5. 言语、吞咽、认知治疗设备 二级及三级综合医院康复医学科均要求至少配备言语治疗设备、吞咽治疗设备、认知训练设备、非语言交流治疗设备等。

6. 传统康复治疗设备 二级及三级综合医院康复医学科均要求至少配备针灸、推拿、

中药熏（洗）蒸等中医康复设备。

7. 康复工程设备　二级及三级综合医院康复医学科均要求至少配备临床常用矫形器、辅助器具制作设备。

8. 其他设备　二级及三级综合医院康复医学科均要求至少配备包括常用急救设备如简易呼吸器、供氧设备、抢救车等，以及至少一台能够上网的电脑等常用信息化设备。

（四）综合医院康复医学科的规章制度

二级及三级综合医院康复医学科均要求制定各项规章制度，明确人员岗位责任制；有国家规定或认可的康复医学科诊疗规范和标准操作规程、感染管理规范、消毒技术规范等。

（徐远红）

本 章 小 结

本章主要介绍了康复医学机构的常见形式。其中重点介绍了机构康复的几种主要形式，包括康复中心、康复门诊、综合医院的康复医学科、疗养院、社区康复站等。

本章还分类介绍了康复医学机构的常用设备以及机构设置的标准。康复医学生存与发展的必备条件之一为康复设备，现代康复需要大量普通的或高精尖的康复仪器设备以保证对患者进行康复功能评定和治疗。在康复机构设置时，我们必须遵循国家制定的相应文件精神，知晓康复医疗中心及综合医院康复医学科的基本标准，以保证康复医疗工作能够顺利地开展。

习 题

扫码"练一练"

一、选择题

1. 下列不属于康复医疗机构的是（　　　）

   A. 疗养院   B. 康复中心

   C. 康复门诊   D. 福利院

   E. 社区康复站

2. 社区康复是在（　　　）层面上采取的康复措施

   A. 综合医院康复科   B. 康复中心

   C. 专科康复医院   D. 社区

   E. 以上都不是

3. 以下关于世界卫生组织提出康复服务的方式中描述错误的是（　　　）

   A. 一般有三种方式：机构康复、上门康复服务和社区康复

   B. 机构康复主要指综合医院中的康复医学科及专科康复医院（或中心）

   C. 综合医院中的康复医学科主要针对早期和急性期的康复

   D. 专科康复医院主要针对稳定期的康复

   E. 社区康复机构设备齐全，可以提供全面的康复服务

4. 下列不属于康复治疗设备的是（　　　）

   A. 经皮神经电刺激仪   B. 超声治疗仪

C. 磁疗仪   D. 短波治疗仪

E. 多导联心电监测仪

5. 以下不属于关节活动范围训练设备的是（   ）

A. 多功能牵引吊架、滑轮装置   B. 各关节被动训练器

C. 肩关节回旋器   D. 腕关节旋转运动器

E. 股四头肌训练器

6. 以下关于综合医院康复医学科设置最佳答案是（   ）

A. 康复门诊   B. 康复评定室

C. 康复治疗室   D. 康复病房

E. 以上都是

7. 康复医学科的人员配备主要包括（   ）

A. 康复医师   B. 康复护士

C. 物理治疗师   D. 作业治疗师

E. 以上都是

8. 以下关于康复病房基本的设施与要求错误的是（   ）

A. 康复医学科门诊和治疗室总使用面积不少于1000m²

B. 二级综合医院的康复医学科门诊和治疗室总使用面积不少于500m²

C. 病房每床使用面积以不少于 10 m² 为宜

D. 床间距不少于 1.2m，以方便轮椅和推车的推行

E. 通道走廊的墙壁应有扶手装置

9. 以下关于综合医院康复医学科描述错误的是（   ）

A. 综合性医院的康复医学科为综合性医院的医技科室，不具有重要作用

B. 设有康复门诊、康复病房、相关康复治疗室，具有相应的康复设施

C. 可以直接接受门诊及临床各科转诊患者，为其提供康复诊疗服务

D. 应强化团队合作模式，注重早期康复

E. 综合性医院的康复医学科应注重提高整体治疗效果

10. 综合医院康复医学科能开展（   ）

A. 综合康复功能评定

B. 临床治疗

C. 物理治疗、作业治疗、言语治疗

D. 认知治疗、传统康复治疗、康复工程、心理治疗

E. 以上都是

二、问答题

1. 常见的康复医疗机构形式有哪些？

2. 常见康复评定设备包括哪几大类？

3. 简述综合性医院康复医学科的人员组成。

第五章

康复医学专业人员及其工作方式

学习目标

知识目标

1. **掌握** 康复医学专业人员的工作方式与流程。
2. **熟悉** 我国康复医学专业人员的结构；康复医学专业人员的职责；康复治疗室工作常规。
3. **了解** 国外康复医学专业人员的结构；康复病历书写和康复处方。

能力目标

1. 能够正确理解团队合作的意义，尊重团队成员。
2. 通过学习培养团队合作的职业精神。

第一节 康复医学专业人员的结构

 案例导入

【案例】

患者刘某，男性，30岁，因"机器伤致左手截肢半年"入院治疗。患者半年前维修机器时被突然启动的机器将左手卷入导致截肢，现左手从腕根部以下截肢，断端平整，为安装假肢入院。入院后接诊医师组织康复护士、作业治疗师、假肢矫形师、职业咨询师对其进行相应的评估，并制订了假肢装配和康复训练计划。

【讨论】

此案例的处理反映了康复诊疗工作中的什么特点？

康复医学一门多专业和跨学科的医学学科，所谓多专业是指常涉及内科、骨科、神经科、老年科及儿科等专业；所谓跨学科是指直接联系着工程学、心理学、教育学及社会学多个学科。在康复治疗工作中需要多个专业的人员参与，以团队工作方式对患者进行康复评定、治疗、教育和训练，以取得最理想的康复效果。

一、国外康复医学专业人员的结构

在发达的国家，康复医学专业人员的结构主要包括：康复医师、康复护士、物理治疗师、作业治疗师、假肢与矫形器师、文体治疗师、社会工作者、职业咨询人员、特殊教育工作者等。虽然专业人员结构门类齐全、分工精细，但是在实际的康复工作中，医疗、教育、职业、社会四个康复领域工作互有联系，因而一个康复专业人员往往直接或间接地对多个康复领域发挥着作用。

近年来，随着康复医学的整体发展，康复专业人员中又包括音乐治疗师、舞蹈治疗师、园艺治疗师、儿童生活指导专家、康复营养师等。

二、我国康复医学专业人员的结构

由于我国康复医学专业起步较晚，与国外康复专业人员的结构相比较有两个特点：①我国配有传统康复医学专业人员，即中医师、推拿针灸师，具有中国传统康复医学的特色。②治疗师执业资格没有过细的分科，提倡一专多能。所以，我国目前康复治疗专业人员的职业资格认证是康复治疗师（士），而没有单独进行 PT、OT、ST 认证。随着近年来我国康复医学专业的高速发展以及人民生活质量的提高，现在康复医学学历教育已有一些院校设置了 PT、OT、ST 的分专业培养专门人才，且获得国际认证。国内康复治疗专业人员的分专业职业资格认证也在前期筹备启动中。

根据我国卫生部颁布的综合医院分级管理标准，结合我国康复医学专业队伍的状况和康复医学实际情况，康复医学专业人员的结构在不同康复机构中有所不同。

特大型的康复中心，服务项目和设备齐全，配备的康复专业人员应全面，分类较细。大中型的康复中心和康复专科医院，由于规模和服务项目侧重不同，康复专业人员的设置就没有特大型康复中心那样全面和细致。

三级医院的康复科和大、中型的康复医院，康复专业人员的配备要求是：康复医师、康复护士、物理治疗师、作业治疗师、语言治疗师、心理治疗师、假肢与矫形器师或康复工程师、中医康复治疗师、社会工作人员。

二级医院的康复科或康复门诊，康复专业人员应配备：康复医师、康复护士、物理治疗师、中医康复治疗师。这些治疗师应能兼做一些作业治疗和简单的言语语言及吞咽训练。

一级医院康复站要结合社区康复工作配置一专多能的专业人员。

第二节　康复医学专业人员职责

扫码"学一学"

一、康复医师

康复医师是医科大学毕业后取得临床医师资格，一般需要在临床相应的学科（如内科、外科、神经科、骨科、心脏科、呼吸科等）轮转 1~2 年，有了一定的临床基础后，再经过 3~5 年康复医学专业培训，并通过国家资格认定，才能取得执业康复医师资格。由于我国康复医学起步晚，正规康复医疗人才的培养体制还不健全，大量非康复医学专业正规培养的执业医师，只要有行医资格且目前又在从事与康复医学相关的医疗工作者，都可以转变为"康复医学科"的医生。康复医师是康复治疗小组的组织者及领导者，其主要职责如下。

1. 接诊病人、采集病历、进行体格检查。主持康复评定，列出患者存在的问题，制订进一步检查、观察和康复治疗计划。

49

2. 对住院患者负责查房和会诊，开出康复技术医嘱或进行临床康复治疗；对门诊患者负责接诊和复查，并进行相应的后续处理。

3. 负责各部门康复治疗工作的指导、监督和协调。

4. 主持病例讨论、出院前病例分析和总结，决定患者能否出院，制订出院后的康复计划。

5. 高年资医师主持康复治疗团队的日常诊疗工作，负责本学科的医疗、教学和科研工作任务。

二、康复护师（士）

康复护（师）士负责康复病房患者的康复护理，其主要职责如下。

1. 履行基本护理职责。

2. 执行康复护理医嘱，包括体位护理、压疮护理、膀胱护理、肠道护理、康复心理护理、配合康复治疗师在病房内或病床上进行相关康复治疗、指导患者使用轮椅、假肢、自助器、矫形器具等、协助患者进行体位转移。

3. 对患者及家属进行康复知识宣教。

4. 进行社会医学工作。做好患者与家庭、患者与其工作单位、患者与社区之间的联系工作，及时向康复治疗团队反馈患者的思想状态、困难及要求。

5. 保持病房卫生、整齐、安静、有序，保证病房内的相关设施符合康复病房的基本要求，保证患者有良好的康复环境。

三、物理治疗师

物理治疗师是指使用运动、手法和物理因子等方法，为康复患者实施治疗的临床康复工作者，具体职责如下。

1. 进行运动功能评定，如肌力、肌张力、关节活动度、平衡能力、协调能力、步态等。

2. 指导患者进行增强肌力、耐力的训练。

3. 指导患者进行增大关节活动范围改善平衡、协调能力的训练。

4. 对患者进行步行训练，纠正不正确的步态，提高步行能力。

5. 对患者进行各种体操训练，提高神经肌肉骨关节的运动功能，以调整内脏功能和精神状态。

6. 为患者进行牵伸、徒手牵引等手法治疗。

7. 为患者进行电、光、声、磁、热、力等物理因子治疗。

8. 对患者进行发展与保持运动的康复教育。

四、作业治疗师

作业治疗是应用有目的的、经过选择的作业活动，对由于身体上、精神上、发育上有功能障碍，以致不同程度丧失生活自理和劳动能力的患者，进行评价、治疗和训练的一种康复治疗方法。作业治疗师具体职责如下：

1. 有关的功能检查及评估，包括：ADL 能力、感觉及知觉、认知能力、家务活动能力等。

2. 指导患者进行 ADL 训练。

3. 指导患者进行感觉、知觉训练。

4. 指导患者进行家务活动能力训练，包括简化操作、减少体力消耗、避免疲劳等。

5. 指导患者使用生活辅助器具、轮椅、假手等，以及手部功能夹的制作或使用指导。

6. 指导患者进行工艺、文体治疗。

7. 指导患者在职业治疗岗位进行职业劳动训练（木工、纺织、机械等，也可由技工指导）。

8. 指导患者进行认知功能训练。

9. 单独或配合职业咨询师，对须改变职业工种的患者进行职业能力、兴趣的评估，并作职业前咨询指导。

10. 了解及评价患者家居房屋的建筑设施条件，如有对患者构成障碍不便之处，提出重新装修的建议。

五、言语治疗师

言语治疗是由言语治疗专业人员对各类言语障碍者进行评定和矫治。其内容包括对各种言语障碍进行评定、诊断、治疗和研究。直接从事言语治疗工作的人称为言语治疗师，具体职责如下：

1. 对患者的言语语言能力进行检查评定，如失语症、构音障碍、吞咽功能等。

2. 对患者进行听理解训练、发音构音训练、阅读理解训练、言语表达训练、书写训练等。

3. 指导患者使用非语音语言辅助交流工具。

4. 对吞咽功能障碍患者进行治疗及处理。

5. 对特殊语音及语言交流需求者进行专业咨询及指导。

6. 对患者及家属进行言语交流和吞咽障碍等的康复教育。

六、心理治疗师

在康复治疗组内配合其他康复专业人员对患者进行心理测验，提供心理咨询，进行心理治疗，使患者得到心理康复，促进全面康复，具体职责如下：

1. 进行心理测验和评定，如智力测验、人格测验、精神状态测定和职业适应性测验等。

2. 依据心理测验结果，对患者的总体功能评定及治疗计划提供治疗意见。

3. 对患者提供心理咨询服务，特别是患者如何对待残疾、处理婚恋家庭和职业问题。

4. 根据心理测验和评定的结果，对患者实施心理治疗。

七、假肢与矫形器师

假肢矫形器师的主要职责是接受康复医师或矫形外科医师介绍来诊的患者，为其进行假肢及矫形器的制作和调试，其具体职责如下：

1. 在假肢与矫形器专科门诊中工作，接受康复医师或矫形外科医师转介来的患者。

2. 对患者进行肢体测量及功能检查，确定假肢和矫形器的种类、材质和尺寸。

3. 制作假肢和矫形器。

4. 将做好的假肢或矫形器让患者试用，并作检查进一步修整，直至合适。

5. 指导患者如何使用和保养假肢或矫形器。

6. 根据患者使用假肢和矫形器的复查情况，如有不适或破损，进行修整和修补。

八、中医康复治疗师

中医康复治疗师为我国特有的康复医学专业人员，在中国传统医学理论的指导下，结合患者具体病情采取适合的中医康复治疗方法，帮助患者进一步改善功能状态，其具体职责如下：

1. 参加康复治疗小组病例讨论会，以中医学的观点对制订患者总体康复治疗计划提出建议。

2. 负责对需要或者要求使用中医康复治疗的患者进行会诊。

3. 为患者实施针刺治疗及灸疗。

4. 为患者实施推拿治疗。

九、文体工作者

文体工作者的主要职责如下：

1. 了解和评定患者生活方式、兴趣爱好、社交能力、情绪行为特点。

2. 根据诊断及上述评定，制定患者的文体治疗计划。

3. 组织患者参加有利于身心功能恢复的文体活动，如游戏、文艺表演、音乐欣赏、电影欣赏、室内球类活动（如保龄球、台球等）。

4. 组织患者参加治疗性体育活动、残疾人适应性体育运动，如乒乓球、轮椅篮球、游泳、羽毛球、划船等。

5. 组织患者到医院外参加有趣或有意义的社交活动，如到购物中心购物、参加夏令营或社区俱乐部活动、节日庆祝活动等，促进患者回归社会。

6. 指导患者建立均衡的、健康的生活方式，在其如何利用业余闲暇时间、如何养成健康的消遣习惯上提供咨询。

十、社会工作者

是实施社会康复工作的人员，其具体职责如下：

1. 了解患者的生活方式、家庭状况、经济状况及所处的社会环境，评价其回归社会需要解决的问题。

2. 了解患者的愿望和要求，共同探讨出院后适应家庭生活和回归社会的具体方法。帮助患者正确对待目前的现实状况以及将来可能会发生的情况，解决思想和态度障碍。同样，向患者家属征询意见和开展解说工作。

3. 帮助患者及其家属与工作单位、社区街道、政府部门、保险公司、助残企业、社会团体等取得联系，求得帮助，争取支持，为回归社会创造条件。

4. 随访和帮助患者，为其解决回归社会过程中遇到的困难，并提供相关政策信息。

十一、职业咨询师

职业咨询师是参与职业康复工作的人员，其具体职责如下。

1. 了解患者的职业兴趣，评定患者的职业基础和就业能力。

2. 为新就业和改变职业的患者提供咨询服务。

3. 组织职业技能训练，开展工作态度和劳动纪律等方面的教育及就业训练。

4. 帮助患者联系就业岗位，提供就业信息。

十二、音乐治疗师

音乐治疗师具体职责如下。

1. 训练患者（尤其是神经肌肉瘫痪的儿童或成人）通过弹奏适宜的乐器，或按音乐节拍做体操，以改善和发展运动功能，尤其改善运动的协调性。

2. 指导患者听适宜的音乐，达到松弛、镇静的效果，以控制应激反应，减轻紧张焦虑情绪，缓解疼痛。

3. 指导患者（有发音和言语障碍者）通过唱歌进行构音训练和曲调韵律治疗，以改善言语功能。

4. 以音乐疗法作为社会康复和心理治疗手段，组织患者（尤其智能低下或有精神情绪异常者）进行集体的音乐活动（唱歌、乐器弹奏表演等），以改善社交技能，提高自信心和社交能力。

5. 在对晚期癌症患者或其他慢性病患者进行安抚性医护工作中，以音乐疗法（唱歌、听曲）为手段，调节患者养病生活和改善情绪。

6. 训练某些残疾人（如视力残疾者）学习音乐，帮助他们准备从事与音乐相关的职业。

十三、舞蹈治疗师

舞蹈治疗师主要职责是指导患者练习舞蹈，通过舞蹈活动改善身体动作的协调性、灵活性，改善情绪及促进社会康复。

十四、园艺治疗师

1. 指导和组织患者栽培花草植物、制作盆景及练习庭院设计，以改善身心功能。

2. 对某些残疾人进行园艺职业培训，帮助患者准备从事与园艺有关的职业。

第三节 康复医学专业人员的工作方式与流程

扫码"学一学"

一、工作方式

由于康复医学是多专业、跨学科的医学学科，需要采用多学科、多专业联合作战的方式工作，强调学科间和学科内的合作。因此，康复医学一般采用康复协作组或治疗组（team work）的工作模式。现阶段主要包括传统医疗模式、多专业组合团队模式、专业间协作团队模式和跨专业团队模式。

（一）传统医疗模式

传统医疗模式是指参与医疗的技术人员分工负责的形式，例如，医师、护士和技师分工负责特定患者的医疗，共同讨论和协商较少。这种模式源于医师治疗患者的医患模式，在病种单纯、治疗目标单一的情况下效率较高，也可以达到较高治疗水平。但大多数患者的康复治疗强调全面康复，参与的人员来自多专业、多学科。因此，这种传统医疗模式应用较少。

（二）多专业组合团队模式

多专业组合团队模式是自上而下地组合多个学科和专业进行诊疗的金字塔关系，是临床模式的发展，为需要常常相互交流的多专业的人员提供了一个沟通和协作的稳定平台（图5-1）。相关学科包括康复医学科或物理医学与康复科、运动医学科、骨科、神经科、心胸外科、老年医学科、心脏内科、呼吸科、内分泌科、风湿科、泌尿科等。相关专业人员包括物理治疗师、作业治疗师、言语治疗师、心理治疗师、中医治疗师、康复工程师、社会工作者等。这种模式避免了单一学科知识狭窄的缺陷，其特点是主管人员与下属人员的垂直交流，典型地维持了一种主诊医师控制的团队模式，各学科和专业之间的横向交流不充分，所有成员主要集中于各专业特定的目标，而不是项目的整体目标。这种形式只是多个学科治疗方式的集合，而不是融合。

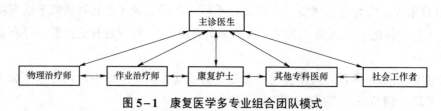

图5-1 康复医学多专业组合团队模式

（三）专业间协作团队模式

专业间协作团队模式是组合模式的发展，强调多种专业和职业技术人员知识和技能融合的形式。专业间协作团队模式和多专业组合团队模式的工作方式不同，协作团队模式注重横向平等的充分对话和讨论，强调学科和专业间理论与技术的融合，从而派生出新的治疗模式和效果。因此，多专业组合团队模式的表现形式是"集中合作"，而多专业协作团队模式的表现形式是"融汇创新"。团队各专业成员围绕共同康复目标，各司其职，各尽其责，综合协调应用各种措施并相互协作完成患者整体康复治疗任务。

（四）跨专业团队模式

跨专业团队模式是指医学和其他学科之间相互合作的形式，这主要是由于部分残疾患者的康复医疗目标和手段会超出医学范畴，而需要医学以外的学科参与。例如，假肢的配置不仅涉及残疾者肢体残端的处理、假肢对线、假肢步态训练等，还涉及假肢材料学和生物力学，也涉及残疾者职业训练和就业政策等。

上述各工作模式在具体实施中是以康复治疗组的方式开展工作。康复治疗组在康复医师的统一协调安排下，各专业人员从自身专业领域角度对康复对象的功能障碍的性质、部位、严重程度、发展趋势、预后转归等充分发表意见，提出近期、中期和远期的康复目标和相应的康复治疗方案，然后由康复医师归纳总结出一个完整的康复治疗计划，由各专业人员分别实施治疗。在治疗过程中，根据患者对治疗的反应及反馈，通过康复评定明确治疗效果，召开治疗组会议，对康复计划的执行情况进行阶段性总结和评价，并依据目前存在的问题对治疗计划进行修改和补充。在治疗结束时再召开治疗组会议，对总体康复效果进行总结，评定患者总的功能状态，提出下一阶段治疗或出院后进入家庭和社会的康复安排提出建议。

对于康复治疗组的团队工作方式，优点是处理全面、技术精良、效率较高。缺点是分工过细，需要专业人员太多，康复医学事业不发达的地区或国家不易做到，治疗组需要很好的组织管理，防止各成员间出现依赖、矛盾和脱节现象。WHO 对康复医学事业不发达的国家提出，可以提倡培养一专多能的康复治疗人员，以解决专业分工过细、涉及人员过多的问题。

在我国，康复治疗组的组成形式，既要体现康复医学的特点，又要切合现阶段国内康复一线工作的实际，根据不同地区、不同级别医疗机构的规模确定治疗组的人员组成。在经济发达地区的大型综合型医院，尽量全部按照前述所有康复治疗组专业人员进行配备；在经济欠发达地区或者小型康复专科医院，康复治疗组成员组成按照人数尽量精简，人员一专多能，康复治疗组基本可由康复医师、康复护士、物理治疗师、作业治疗师组成主体，若有言语语言吞咽功能障碍再加入言语治疗师；若有矫形器或假肢需求可加入康复工程师；若有心理功能障碍可加入心理治疗师；社会工作内容可暂时由管理人员负责。康复治疗组的人员组成是随患者病情需要而动态调整，在患者康复治疗的不同时期，根据患者的功能恢复需求随时作出调整。

康复治疗工作方式最重要的挑战是如何提高工作效率和质量，如何更有效地协调所有成员之间的关系。为此，国际上开始尝试在治疗组会议前明确主题，以书面和电子邮件形式表达需要交流的问题、对患者的评定结果和治疗意见，不讨论意见相同的问题，而在出现意见分歧时才展开讨论。

发展会议促进者是提高会议效率的新组织措施。会议促进者的任职主要取决于其控制会议中心议题的能力，而不限于具体的专业。会议促进者需要事先综合参加会议的各专业人员针对患者的观察结果、治疗目标和需要的治疗，对有关问题进行比较，并把意见分期点列入讨论议题，以便讨论时只讨论预先确定的议题。会议结束后会议促进者还需要综合讨论结果，形成整体性治疗计划。这种方式可使治疗组会议在短时间内完成复杂病例的讨论。

针对部分住院时间短的患者，采用传统会议形式展开病情讨论难以实施。因此，治疗组查房成为综合医院康复医学科常用的方式。治疗组查房强调讨论限制患者出院及其康复的问题。参与讨论者仅限于与康复目标直接相关的治疗人员。

二、康复医疗的流程

（一）康复门诊工作流程

康复门诊负责接诊患者，根据患者的全身状况、心理状态、功能障碍程度、一般情况等对患者进行处理。对于病情有疑问或较重较急、功能障碍严重的患者转至住院部进行诊疗；对于病情稳定、功能障碍相对较轻的患者就在门诊实施康复。此外，康复门诊还负责为好转出院的患者提供后续康复服务，直至患者回归社会。

康复门诊的工作流程如图 5-2 所示。门诊康复工作者接诊患者后，对患者进行临床诊查，必要时行影像学检查、实验室检查及请相关专科医师会诊。在对患者的情况有初步了解后，实施康复评定及康复治疗。门诊康复服务结束后，根据末期评定结果指导患者今后的去向（进入康复机构继续进行康复治疗或直接回归家庭和社会）。

（二）康复病房工作流程

康复病房的患者主要由康复门诊和其他临床科室转入，其工作流程与门诊康复流程大致相同。由于住院患者病情相对较复杂、功能障碍程度较严重，因此诊疗工作较繁复、所需康复时间较长。所以，康复病房一般拥有一支专业化的康复团队。

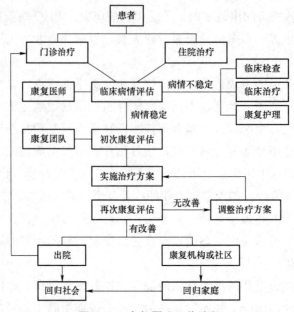

图 5-2　康复医疗工作流程

具体流程如下：当患者需要实施康复或进入康复阶段时，首先由康复医师接诊，了解患者基本功能状况和康复需求，根据患者病情组织各专业人员对患者进行详细的功能评定，并提出各自的康复治疗方案（包括近期、中期、远期的康复目标及治疗措施），康复医师综合各治疗方案后形成一个完整的治疗计划，再由各专业人员按照计划分别实施康复治疗。治疗过程中定期召开治疗团队（组）的讨论会，对治疗计划的执行情况和当前患者的功能状况进行总结评价，并实时对治疗计划进行调整或补充。治疗结束时，康复医师再次组织治疗团队对患者的康复效果进行总体评价，对下一阶段的治疗或出院后的康复提出意见，以此确定患者今后的去向。如无功能障碍者可直接回归家庭、社会，残存功能障碍的则需根据功能障碍的严重程度及全身状况转至康复门诊、疗养院、康复机构或社区继续进行康复治疗。

此外，门诊和康复病房的康复工作者在康复服务结束时应当妥善整理、保存患者的康复诊疗资料，以便患者复诊或转诊查阅，也为康复临床科研提供原始材料。

（三）社区康复工作流程

社区康复计划的拟订和实施主要依靠社区的领导和组织，依靠社区的群众和团体，也要依靠政府相关部门（主要包括劳动、卫生、教育、人事、民政等部门），还要依靠康复对象本人和他们的家庭。上述力量联合起来、通力合作，社区康复工作才能顺利开展。社区康复的社会化程度较高，进行康复工作需要按照下面的步骤实施：建立社会化工作体系→制订社区工作计划→建立社区工作队伍→调研社区康复资源和康复对象需求→组织实施→检查评估。目前我国社区康复工作流程如图 5-3 所示。

这一流程反映处理社区康复与机构康复的区别，具体步骤如下。

1. 对残疾者进行残疾评定，提出康复建议　在康复调查所获得有关残疾者资料的基础上，需做进一步的评定，以准确了解患者的功能状况，并以此为依据制订康复计划，提出康复建议。

2. 为残疾者选择适宜的康复训练项目　社区中所能提供的康复训练项目，不是对每一位残疾者都适用的，应当因人而异地给残疾者选择适宜的一种或几种项目以获得最佳训练

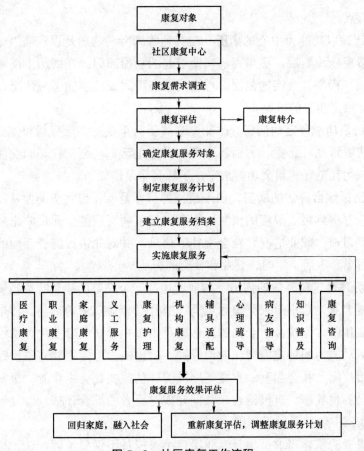

图5-3 社区康复工作流程

效果，或者参照 WHO《在社区中训练残疾人》的要求，选择其中适宜的训练项目，指导残疾者使用。

3. 指导残疾者进行康复训练 由社区康复人员帮助指导残疾者进行康复训练，并做好记录。训练时应当充分调动残疾者的积极性和主动性，帮助残疾者战胜困难，鼓励残疾者持之以恒。在训练过程中，应采取循序渐进的训练方法，力求使训练项目新颖、充满活力，从易到难，从简到繁，从少到多，通常可以把一个复杂动作分解成若干简单动作，分阶段完成训练。

4. 协调各方力量，利用转介，促进残疾者全面康复 残疾者的全面康复是康复的最终目标。为实现这一目标，需要不同部门之间、不同专业之间以及不同层次之间的转介系统支持。

第四节 康复医疗常规

一、康复病历

（一）康复病历特点

康复病历主要是为有功能障碍、需要康复的残疾人或慢性病患者、老年病患者而设计的。除了应有患者个人患病就诊的基本信息之外，康复病历与其他临床专科病历相比较还

扫码"学一学"

57

具有以下几项特点。

1. 康复病历是以功能为中心的病历 与其他临床专科病历是以疾病为中心不同，康复病历在明确患者疾病诊断后，更重视疾病所引起的功能障碍。在病历上反映患者的功能水平、障碍的性质和程度、残疾的范围、患者对功能障碍或残疾的适应情况以及分析康复需要解决的问题，拟定康复的方案。

2. 康复病历是功能评定的病历 临床专科病历只重视对临床症状和体征的描述，康复病历则强调对患者运动、感觉、言语、心理、日常生活、社会交往、职业能力等各方面作出详细的评估，尤其重视其剩余功能水平，了解其康复潜能。

3. 康复病历是综合评估的病历 由于康复的目标是要让患者全面地从身体、心理、教育、职业和社会都得到最大限度的恢复，因此，康复病历应能全面反映出患者生理功能、心理状态、生活习惯、职业情况、社会交往等信息，并对此进行综合全面的评估分析，关注疾病或残疾对患者生活、学习、就业和社交的影响。

4. 康复病历是跨学科评估的病历 如前所述，一个完整的康复病历需要由一个具有跨学科性质的康复专业治疗小组来采集和填写。康复医师对病史的询问、体格检查和总体评估固然起到重要作用，但综合、全面的评估则是由多个学科的专业化评估组成的。例如患者进行目的性活动能力的评定需要作业治疗师，言语能力评定需要言语治疗师，心理功能评定需要心理治疗师，社会福利、家庭问题等的评估需要社会工作者。康复专业治疗小组通过分工协作、各司其职、有机结合，共同完成对患者的综合评估。康复专业治疗小组在跨学科评估的病例中体现了以下作用。

（1）把握患者的整体需求 康复专业治疗小组成员不仅要了解、认识患者躯体功能的障碍，同时还必须了解这些躯体功能障碍可能给患者在生活、学习和工作中带来的生理及心理方面的影响，以及患者本人对康复疗效的期望值。

（2）对康复治疗的结果进行预测 康复专业治疗小组各成员在对患者进行病史采集、体格检查和总体评估的基础上，经讨论作出综合全面的评估，并以此为依据对经过康复治疗训练后患者可能达到的康复目标进行预测。

（3）决定康复治疗的基本方针 康复专业治疗小组在综合研究、分析患者评估材料的前提下，提出对患者的近期、中期和远期康复治疗目标。

（4）决定康复治疗内容和责任分工 在明确对患者的康复治疗基本方针后，康复专业治疗小组即提出详细的康复治疗计划并做出康复治疗的具体分工。

（5）落实康复计划的具体实施 根据康复治疗的总体计划，康复专业治疗小组的相关成员分别实施各自负责的康复治疗项目的具体操作。

（6）小结和评估康复治疗的效果 这一操作贯穿于患者康复治疗的全过程。即在整个康复治疗的进程中，要不断地根据康复治疗的效果，出现的问题适时地进行讨论、研究、总结，提出相应的改进应对措施。

（二）康复病历的主要内容

一个完整的康复病历应包含以下基本内容。

1. 患者基本信息 包括患者姓名、性别、年龄、民族、籍贯、婚姻状况、文化程度、职业、住址（或工作单位）、电话、入院日期、记录日期、病史陈述者（如患者不能自述病史时，需记录陈述者与患者的关系）、病史可靠性等。

2. 主诉　写明患者就诊时最突出的症状、功能障碍及其出现时间。

3. 现病史　应围绕主诉，叙述患病或损伤的时间（何时开始出现功能障碍，至今已有多长时间）、原因、演变经过、所接受的治疗过程及并发症。

（1）身体伤病发生的部位及造成功能障碍的部位、时间。

（2）功能障碍的内容、性质及程度。

（3）功能障碍对患者日常生活和社会生活方面产生的影响。

（4）以往诊治的情况，是否接受过康复医疗。

4. 既往史　重点记录与现在病情发展有关的病史。

5. 个人史　包括患者饮食习惯、生活嗜好（如吸烟饮酒）、业余爱好、居住环境等。

6. 家族史　应了解家庭成员的构成及健康情况、生活方式、经济状况、患者本人在家庭中承担的责任与义务。特别要询问是否患有与患者相似或同样的疾病，有无与遗传相关的疾病等。

7. 婚育史　女性患者应详细询问并记录月经史和生育史。

8. 职业史　了解患者文化程度及工作经历，为患者重返原工作或从事新工作的职业咨询和指导做好准备。

9. 心理史　目的是收集有关患者环境的信息来确定社会对疾病的影响。由于病残者往往有不同程度的心理负担，因此掌握患者的心理状态可以为有针对性的心理治疗奠定基础。另外，还应了解患者家庭的住房结构、卫生设施、周围环境、交通状况、邻里关系及附近医疗和福利设施等情况。主要内容：以前是什么性格，是否有重大心理创伤史，病时性格如何，对康复知识有无认识，对身体康复的期望值如何。

10. 体格检查　应包括临床体格检查中的全部内容，重点是了解和发现与功能障碍有关的问题，应重点说明患者功能障碍的部位以及与密切相关部位的功能状态。目的是：①寻找可能存在的引起功能障碍的残损；②寻找可能存在的继发于基础伤病的功能障碍（如肢体挛缩、关节强直、肌肉萎缩等）；③为康复评定提供初步指向，为确定康复评定的重点和目标提供依据。

11. 临床诊断　主要诊断、合并诊断。

12. 康复评定　针对患者现病史中反映的相关症状及体格检查中发现阳性体征，进一步进行详细的各项功能评定，包括运动功能、感觉功能、日常生活活动能力、心理功能、社会参与等。

13. 康复诊断　明确患者功能障碍的性质。

14. 康复诊疗方案　根据患者的临床诊断和功能诊断，对存在有临床病症的应作相应的医疗处理，针对康复患者当前主要的康复问题、功能障碍情况及残存的能力，确立短期和长期的康复目标，制订相应的康复治疗计划，选择适宜的治疗方法。

（三）康复病历的三期评定

康复评定主要是对患者的全面性功能评定，包括对运动、感觉、语言、认知、职业、社会生活等方面的功能性评定。完整的康复评定应当包含有三期评定的内容。通常，住院患者都有康复治疗小组对其进行"三期"评定，即初期评定、中期评定和末期评定。

1. 初期评定　就是在对患者进行制定康复计划和开始康复治疗之前进行的首次评定。一般是在患者入院后的一周至10日内完成。由康复治疗小组组长（一般由康复医师担任）牵头，由治疗组专业成员根据各自对患者初期评定的情况，集中研讨以下内容：找出患者的主要功能障碍，确定康复治疗的目标，制定康复治疗计划和注意事项，预测康复治疗效果以及可能影响康复治疗的因素，尽早对患者实施康复治疗。初期康复评定在整个康复治疗过程中起到重要作用。

2. 中期评定　是在患者康复疗程的中期进行，原则是一个月评定一次。如果患者住院时间较长，可进行多次。中期评定目的是了解患者经过一段时间的康复治疗后功能改善的情况，并分析改变的原因，以此作为调整康复治疗计划的依据。

3. 末期评定　是在康复治疗结束，患者回归社会或出院前一周进行，其目的是评估患者总体功能状况，评价康复效果，提出今后重返社会或进一步康复的建议。将评定重点放在与患者运动能力、生活自理能力、工作社交能力等相应的功能方面。

二、康复计划和康复处方

（一）康复计划

康复计划要以康复评定的结果为依据，由康复医学专业人员与患者共同制定。一套理想的康复计划应根据患者的身体状况、主观愿望、家庭情况和经济条件制定，以使其具有可操作性，让患者能够以积极的态度自觉参与，通过持之以恒的康复治疗和训练最终达到提高生存质量的目的。完整的康复计划应具备以下项目：康复目标及其预期实现的时间，需实施的治疗和康复训练的项目。

（二）康复处方

康复处方是康复治疗方案具体内容实施的详细方式设计，是完成各项康复治疗的直接依据。治疗处方能为治疗和管理提供永久记录，能为后续的治疗和疗效评估提供参考。康复处方应包括以下内容。

1. 处方使用者　应注明处方的使用者是康复治疗小组中的哪些成员，如物理治疗师或作业治疗师。

2. 患者的基本信息　包括患者姓名、年龄、性别、文化程度、职业等。

3. 患者的主要问题　包括临床诊断、康复功能诊断。

4. 阶段性康复目标　包括近期、中期和远期康复目标。

5. 康复治疗的手段与方法　包括具体的治疗方式、每次治疗时间、频次、疗程等。

6. 注意事项　包括患者现有的对上述治疗有影响的疾患、治疗期间需要引起重视的情况说明。

7. 对治疗效果的质量控制　主要包括随访、复评时间及评价内容和预期结果。

8. 医师签名、日期　康复处方示例如下。

××医院康复医学科康复处方

姓名　　　　　性别　　　　年龄　　　　　床号　　　　　　　住院号
治疗师
病历摘要：
主要障碍：

康复诊断：

康复处方：

运动疗法：垫上训练：翻身、起坐、平衡、重心转移　　起立训练

　　　　　　平行杠训练　　　　　　　　　　　　　　步行训练

　　　　　　拐杖使用训练　　　　　　　　　　　　　轮椅训练

　　　　　　关节活动度训练　　　　　　　　　　　　肌力训练

作业疗法：关节活动度训练　　　　　　　　　　　　随意运动改善

　　　　　　耐力训练　　　　　　　　　　　　　　　认知训练

　　　　　　感觉训练　　　　　　　　　　　　　　　协调性、灵活性训练

　　　　　　坐位、平衡训练　　　　　　　　　　　　功能维持训练

　　　　　　日常生活活动能力训练　　　　　　　　　职业前 OT 训练

　　　　　　家属指导　　　　　　　　　　　　　　　环境改造

言语治疗：失语症治疗　　　　　构音障碍　　　　　吞咽功能训练

理疗：　　低频电疗　　　　　　中频电疗　　　　　离子导入治疗

　　　　　微波电疗　　　　　　超短波治疗　　　　经皮神经电刺激疗法

　　　　　石蜡治疗　　　　　　红外线疼痛治疗仪　紫外线治疗

　　　　　红外线治疗　　　　　场效应治疗　　　　TDP

　　　　　脉冲磁疗　　　　　　肌电生物反馈　　　水疗

　　　　　脑功能障碍治疗仪　　痉挛肌电刺激　　　气压式血液循环驱动器

心理治疗：

文体治疗：

针灸治疗：

推拿治疗：

其他：

　　　　　　　　　　　　　　　　　　　　　　康复医师：

　　　　　　　　　　　　　　　　　　　　　　　年　　　月　　　日

（三）康复治疗记录

　　康复治疗记录是治疗师执行医嘱、实施康复治疗的情况记录。康复治疗记录能了解患者的治疗情况、康复进展等，主要内容如下。

　　1. 患者基本情况，包括姓名、性别、年龄、科别、床号、病历号等。

　　2. 治疗情况，包括治疗日期、次数、部位、方法、剂量、时间、反应（如疼痛、血压心率变化、过敏等）。

　　3. 疗效评定、专项评定结果。

　　4. 治疗师签名。

三、康复治疗室工作常规

（一）医疗质量管理常规

1. 接诊制度

（1）康复医学科门诊医师接受门诊或转诊患者，应认真询问病史、进行相应的体格检查、必要的实验室检查和影像学检查，经过分析作出明确诊断后，确定康复治疗方案。按上述的步骤在门诊病历上书写和记录，包括处置方法和本科治疗项目。然后填写治疗单、治疗证，请患者交费后到相关治疗室进行治疗。需要住院的患者予以办理相关手续收入病房。对不适宜进行本科治疗的患者应介绍可就诊的其他相关科室。

（2）康复医学科门诊也可以接受临床各科医师确诊后需要进行康复治疗的患者，一般由该科医师在门诊病历上写明诊断和转诊意见，嘱患者挂号后到康复医学科就诊，经康复医学科医师接诊作相应的检诊后，确定康复治疗方案后到相应治疗室治疗等，步骤同（1）。

2. 门诊患者若中途停止治疗 1 周以上，须经本科医师复查，确定是否按原方案或重新制订治疗方案进行治疗。

3. 治疗师接到治疗单后作出相应的记录，具体安排治疗时间，给患者进行治疗。

4. 疗程完成后，治疗师应对治疗效果进行初步的评定，并请患者到本科门诊医师复查，以决定是否继续进行治疗。

5. 本科医师应对接受治疗的患者定期复查，了解治疗效果及病情变化等，修改治疗方案，并将复查情况作出记录。

（二）治疗室工作常规

1. 治疗室内保持干净、安静、适宜的温度，做好开始治疗前的准备工作，包括整理治疗床、仪器设备、用具与材料，打开设备的预热开关等。

2. 治疗前检查机器电源是否正常，电流表和各输出旋钮是否处于零位，输出导线有无破损。

3. 治疗前应仔细核对患者姓名、治疗种类、方法、部位、剂量，按照医嘱及治疗要求进行治疗，并向患者交代治疗中应有的感觉反应及注意事项、治疗过程中注意观察患者反应，理疗过程中经常巡视、了解情况，发现问题及时处理。

4. 小儿治疗注意事项如下。

（1）消除患儿恐惧心理，使患儿安静，取得合作，必要时先示范引导或转移注意力使其配合。

（2）电极大小适宜，并用固定带或绷带固定。

（3）操作细致，注意患儿表情。

（4）小儿治疗剂量略小于成人。

5. 严格执行各种治疗操作常规，防止医疗事故或医疗差错的发生。传染病患者各项用物应隔离消毒。

6. 患者治疗结束后，作好各种治疗记录。根据医嘱告知患者复诊时间。

7. 工作完毕、下班前，应关好仪器设备，切断电源，并注意关好门窗、水电等设施。

8. 对各种仪器与设备、用品、药品应分工负责管理，定期检查、领取、更换、维修与保养、报废等。

（曾德昕）

本 章 小 结

　　本章主要介绍了康复医学专业人员的工作方式与流程，旨在让同学们掌握目前康复医学专业人员的工作方式是多学科康复治疗组工作形式，主要包括传统医疗模式、多专业组合团队模式、专业间协作团队模式和跨专业团队模式。康复治疗组分工协作，按照接诊－评估－治疗－再评估的基本流程实施康复诊疗。

　　本章介绍了康复医学专业人员组成结构与职责、康复病历处方以及康复治疗室工作常规，旨在让同学们熟悉我国康复医学专业人员的组成、各专业人员的总体职责，了解康复病历及康复处方的内容，同时了解作为一名康复治疗师在工作场所内需要遵守的工作规范。

习　题

扫码"练一练"

一、选择题

1. 运用中国传统医学理论和技术进行治疗的康复医学专业人员属于（　　　）

　　A. 物理治疗师　　　　　　　　　　B. 言语治疗师

　　C. 社会工作者　　　　　　　　　　D. 作业治疗师

　　E. 中医康复治疗师

2. 康复治疗小组的组长是（　　　）

　　A. 康复护士　　　　　　　　　　　B. 物理治疗师

　　C. 职业咨询师　　　　　　　　　　D. 作业治疗师

　　E. 康复医师

3. 指导患者进行简化操作、减少体力消耗、避免疲劳等训练的是（　　　）的主要职责
（　　　）

　　A. 康复护士　　　　　　　　　　　B. 物理治疗师

　　C. 职业咨询师　　　　　　　　　　D. 作业治疗师

　　E. 康复医师

4. 指导患者进行肌力训练的是（　　　）的主要职责

　　A. 康复护士　　　　　　　　　　　B. 物理治疗师

　　C. 言语治疗师　　　　　　　　　　D. 作业治疗师

　　E. 康复医师

5. 指导患者进行吞咽训练的是（　　　）的主要职责

　　A. 康复护士　　　　　　　　　　　B. 物理治疗师

　　C. 言语治疗师　　　　　　　　　　D. 作业治疗师

　　E. 康复医师

6. 为提高康复治疗小组的工作效率的新措施是（　　　）

　　A. 治疗小组讨论　　　　　　　　　B. 发展会议促进者

　　C. 病案分析　　　　　　　　　　　D. 病案汇报

　　E. 采取跨专业模式

7. 康复病历中的康复诊断主要是（　　　）

    A. 病情综述　　　　　　　　　　B. 功能障碍判断

    C. 病案分析　　　　　　　　　　D. 病案汇报

    E. 病例评估

8. 康复初期评估完成的时间要求是（　　　）

    A. 患者入院后 3 天　　　　　　B. 患者入院后 7 天

    C. 患者入院后 14 天　　　　　　D. 患者入院后 21 天

    E. 患者入院后 30 天

9. 康复计划制定的依据不包括（　　　）

    A. 患者身体状况　　　　　　　　B. 患者主观愿望

    C. 患者家庭情况　　　　　　　　D. 患者经济条件

    E. 患者文化程度

10. 治疗室开始治疗工作前的准备工作，不包括（　　　）

    A. 整理治疗床　　　　　　　　　B. 准备用具与材料

    C. 打开设备的预热开关　　　　　D. 检查仪器设备是否完好

    E. 核对患者信息

二、思考题

一男子在跑步时不慎跌倒，右膝盖着地，顿感剧痛，右下肢无法站立。被同伴送至某医院，恰好此男子认识该院理疗室一工作人员，该工作人员便将其带至治疗室进行治疗。

请思考：这样的处理方式符合康复医学工作流程吗？

第六章

残 疾 学

学习目标

知识目标

1. **掌握** 残疾、残疾人、残损、残障的基本概念；残疾的国际分类 ICIDH 与 ICF 的异同；功能、功能障碍的定义。

2. **熟悉** 致残原因及我国残疾分类标准；功能障碍评定的意义、功能障碍康复治疗的原则。

3. **了解** 残疾评定的步骤以及残疾相关的政策、法令法规及重要文件；残损、活动受限与参与局限的异同。

能力目标

1. 能够熟练应用 ICF 理论分析致残原因并提出预防方法。

2. 培养专业思想，建立初步的残疾康复理念，为学习后续的专业课程打下良好基础。

第一节　基本概念

 案例导入

【案例】

　　小敏，女，8 岁，在普通小学二年级就读，班主任老师经平时观察发现，小敏上课时能安静地听课，但思想不集中，注意力易分散，课上反应很慢，记忆力很差，概括、分析、综合能力更差；语言障碍明显，表达混乱不清，答非所问；平时学习成绩很差，几乎各门功课都不及格。她的动作不协调，主要是两手同时操作能力差，左右手配合不一致，这在参加体育活动时表现较为明显；生活自理能力差，简单的劳动不熟练，即使会做，也做不好。小敏喜欢独自玩耍，与同学和睦相处。由于小敏各方面的表现明显落后于其他同学，班主任老师对小敏进行了家访。其母反映小敏是早产儿，说话、行走都比同龄孩子晚一些，家长也发现小敏反应有点慢，不喜欢和同龄的孩子一块玩耍。班主任老师怀疑小敏智力有问题，并把上述情况向学校做了反映，学校在征得家长的同意后，将小敏送往鉴别与评估机构做进一步鉴定。

【讨论】

1. 利用 ICF 模式对该儿童进行分析，该儿童的情况属于哪种残疾类型？
2. 需要进行哪些评定？

扫码"学一学"

扫码"看一看"

65

残疾人作为人类的一个特殊群体，其生存问题已成为全球性普遍存在和关心的社会问题。康复医学以残疾人作为主要研究对象，其目的是使残疾人丧失或受损的功能得到最大限度的恢复、重建或代偿。

现代康复医学的发展，是建立在对残疾学研究的基础上。只有全面认识和了解残疾学，才能深刻理解康复医学的内涵和任务，较好地开展康复医学工作。

本章主要阐述残疾的基本概念、致残原因、残疾分类与分级、残疾预防等内容。

一、残疾

残疾（disability）是指因外伤、疾病、发育缺陷或精神因素造成明显的身心功能障碍，以致不同程度地丧失正常生活、工作和学习能力的一种状态。广义的残疾包括残损、残障在内，成为人体身心功能障碍的总称。在国际上，残疾包括不同程度的肢体残障、活动障碍、感知觉障碍、内脏功能不全、精神情绪和行为异常以及智能缺陷。

人体的组织、器官都有着各自的功能，致残因素造成了人体解剖生理及精神缺陷，影响组织、器官和心理功能的正常发挥，导致功能障碍，形成了残疾。因此，残疾的评定需要满足以下条件：①先天性或后天性的解剖结构、生理功能、心理状态的异常；②这些异常不同程度地影响了个体日常生活、工作、学习、社会交流等基本方面；③时间上这些异常和影响持续存在。同时满足以上3要素才能定义为"残疾"。

根据致残因素导致身心功能障碍的状态，可将残疾分为暂时性残疾和永久性残疾。暂时性残疾指组织、器官的功能障碍是暂时的、可逆的，如骨折会使患者暂时丧失了局部的功能但骨折愈合后患者功能可以再次恢复。永久性残疾指致残因素造成的持续的、不可逆转的功能障碍，如伤病导致截肢后，患者肢体及其功能将无法恢复。

二、残疾人

关于残疾人（disabled person），不同的国际组织与国家从不同的角度提出了残疾人的定义与评定标准。

1975年WHO给"残疾者"下的定义是："无论先天的或后天的，由于身体或精神上的不健全，自己完全或部分地不能保证通常的个人或社会需要的人"。国际劳工组织对残疾人下的定义是："经正式承认的身体或精神损伤在适当职业的获得、保持和提升方面的前景大受影响的个人"。2006年第61届联合国大会通过的《残疾人权利公约》将残疾人定义为："生理、心理、感官先天不足或后天受损的人"。

《中华人民共和国残疾人保障法》给出的定义为："残疾人是指在心理、生理、人体结构上，某种组织、功能丧失或者不正常，全部或者部分丧失以正常方式从事某种活动能力的人"，它包括视力残疾、听力残疾、言语残疾、肢体残疾、智力残疾、精神残疾、多重残疾和其他残疾的人。

概括来讲，残疾人是指具有不同程度躯体、心理、精神疾病和损伤或先天性异常，使得部分或全部失去以正常方式从事个人或社会生活能力的人。

残疾人是在身心功能方面有不同程度困难的群体，这是由于残疾的存在和影响所造成的，应该给予帮助，以利于他们克服这些困难的影响，为参与社会生活的能力发挥创造必要的条件。同时，残疾人又都具有不同程度的生活和工作的潜力，通过康复训练或提供康复服务，这些潜力可得到发挥，使残疾人的生活或工作能力得到改善。

据 WHO 统计，目前全世界残疾人总数约为 5 亿，占世界人口总数的 8%左右，而且其总数呈每年递增趋势。为了查明我国残疾的种类和数量，国家曾于 1987 年依据五类残疾标准在全国范围内进行了首次残疾人抽样调查，结果表明我国仅五类残疾人就有 5164 万人，占人口总数的 4.89%，也就是说每 20 人中就有一名是残疾人，这还不包括内脏残疾在内。据 1996 年的人口数估算，当时全国残疾人总数已达 6000 万人，这五类残疾包括：视力残疾、听力语言残疾、智力残疾、肢体残疾和精神病残疾。

2006 年进行了第二次全国残疾人抽样调查。通过残疾人抽样调查，进一步了解了我国残疾人的现实状况，研究分析其变化特征和变动规律。2006 年制定的残疾分类标准在第一次的基础上，将残疾类别由原来的视力残疾、听力语言残疾、肢体残疾、智力残疾、精神病残疾五类增加为视力残疾、听力残疾、言语残疾、肢体残疾、智力残疾、精神残疾六类；将"听力语言残疾"分列为"听力残疾"和"言语残疾"两类；将原来的"精神病残疾"改称"精神残疾"。第二次全国残疾人抽样调查结果为：全国各类残疾人的总数增加为 8296万人。其中，全国有残疾人的家庭户共 7050 万户，占全国家庭户总户数的 17.80%；其中有2 个以上残疾人的家庭户 876 万户，占残疾人家庭户的 12.43%。有残疾人的家庭户的总人口占全国总人口的 19.98%。有残疾人的家庭户户规模为 3.51 人。全国残疾人口中，残疾等级为一、二级的重度残疾人为 2457 万人，占 29.62%；残疾等级为三、四级的中度和轻度残疾人为 5839 万人，占 70.38%。当时按全国人口数推算，到 2006 年 4 月 1 日我国残疾人占全国总人口的比例达到了 6.34%。前后两次残疾人抽样调查中各类残疾人口数据的比较见表 6-1。

表 6-1　前后残疾人抽样调查中各类残疾人口数据的比较

残疾类别	1987 年		2006 年	
	残疾人数	占残疾人比重（%）	残疾人数	占残疾人比重（%）
视力残疾	11300	14.16	23840	14.76
听力残疾	26518	34.29	38370	23.76
言语残疾			2510	1.55
肢体残疾	11305	14.62	48045	29.75
智力残疾	15235	19.70	10844	6.72
精神残疾	2907	3.76	11790	7.30
多重残疾	10080	13.03	26080	16.15
总　　计	77345	100.00	161479	100.00

注：1987 年的听力语言残疾，在 2006 年调查中，被分为听力残疾和言语残疾两类。

前后两次残疾人口调查对比显示，残疾人口比例上升了，残疾类别结构也发生了改变。在各类残疾中，听力残疾和智力残疾比例下降，而肢体残疾、视力残疾、精神残疾和多重残疾的比率增加了，尤其以肢体残疾和精神残疾增加更为明显（超过 2 倍）。

三、残疾学

残疾学是康复医学的基础学科，以残疾状态和残疾人为研究对象，主要研究残疾的发生和发展的规律、对个人和社会的影响后果、流行病学特征、预后判断、康复评定、预防与治疗，是自然科学与社会科学相结合的一门学科。

近几年来我国残疾人的流行病学资料显示，残疾的构成具有以下的趋势：残疾的变化与社会人口分布的变化有关，残疾具有高龄化的趋势；中枢神经系统伤病引起的功能障碍日益增多，尤其是脑血管意外和儿童脑性瘫痪有重度化的倾向；多重障碍者有增多的趋势，其中以肢体功能障碍合并精神障碍者为多。

扫码"学一学"

第二节　致残原因

导致残疾的主要原因可归纳为三大方面，即遗传和发育致残、外伤和疾病致残、环境和行为致残。三者互相交叉作用，造成先天性残疾和后天性残疾（或称获得性残疾）。事实上，在多数情况下要分清某个个体残疾为先天性残疾还是后天性残疾是很不容易的。一般来说，先天性残疾包括精神发育迟缓、躯体遗传性缺陷、非遗传性发育缺陷；后天性残疾包括传染性疾病致残，非传染性疾病致残（躯体疾病，精神疾病，营养不良性疾病，酗酒、吸毒、滥用药物等）、创伤、伤害致残（交通事故、工伤、其他意外伤害）以及其他原因致残。从残疾预防工作的具体实践出发，许多情况下将导致残疾的原因分为疾病、发育缺陷、营养不良、意外事故、理化因素和社会心理因素等若干方面。

一、疾病

（一）传染病

如脊髓灰质炎，可引起肌肉萎缩、肢体畸形；乙型脑炎、流行性脑脊髓膜炎也可影响脑功能，而引起失语、强直性瘫痪、精神失常等；沙眼，可以影响视力，重者致盲；还有许多传染性疾病如麻风病、麻疹、急性出血性结膜炎等都可能致残。

（二）孕产期疾病

1. 孕妇营养不足　可以造成胚胎缺陷，如孕妇叶酸缺乏可导致胎儿的神经管畸形；碘缺乏的孕妇会生出克汀病痴呆儿；氟、硒等微量元素缺乏也会造成胎儿的多种先天缺陷。

2. 孕期感染　尤其是在怀孕早期（3 个月内）感染病毒，如流感病毒、肝炎病毒、风疹病毒等，都可造成胚胎的损害。流感病毒可使胎儿形成兔唇或导致中枢神经系统方面的异常；肝炎病毒可引起先天性畸形；风疹病毒可引起先天性白内障、先天性心脏畸形和先天性耳聋。

3. 孕期或哺乳期接触有害物质　如怀孕 6 周时受到 X 线辐射，易导致胎儿发育障碍和畸形；电磁辐射也容易造成胎儿变异而致畸胎。药物对胎儿也有很大的影响，如降压药可影响子宫胎盘的血流量，而致胎儿宫内发育迟缓；氨基糖苷类抗生素具有肾毒性和耳毒性；抗甲状腺药物可造成胎儿甲状腺肿大。此外烟、酒对胎儿的发育及胎盘功能也有不良影响进而影响胎儿发育。

4. 产科疾病　可能致残的产科疾病包括异常妊娠，如早产、多胎妊娠、羊水过多或过少等；妊娠并发症，如妊娠合并甲亢、妊娠合并心脏病；异常分娩，如子宫收缩过强或乏力、臀先露；分娩并发症，如脐带脱垂、胎膜早破、胎儿宫内窘迫等。这些产科疾病主要造成宫内缺氧继而导致胎儿残疾，如脑瘫、四肢神经损伤、骨折等。

（三）慢性病和老年病

随着人口老龄化进度加快，一些慢性病和老年病也成为常见的致残性疾病，如老年性耳聋、白内障、脑血管病、骨关节病、视网膜病变、精神分裂症、痴呆症、颈肩腰腿痛、心脑血管疾病、慢性阻塞性肺疾病、肿瘤、糖尿病、帕金森综合征、类风湿关节炎、强直性脊柱炎、慢性疼痛导致的步行功能障碍等。

二、发育缺陷

发育缺陷可导致很多的残疾，如儿童语言发育迟缓、智力发育迟缓、先天性畸形、先天性聋哑等。

三、营养不良

营养不良是指人们所摄取的食物中所含的人体必需营养成分有某些缺陷，可导致残疾的营养不良，包括蛋白质、热能营养失调，无机盐和微量元素（如钙、锌、碘、硒等）缺乏以及维生素（如维生素 A、D）缺乏等。如严重缺乏蛋白质可引起智力发育迟缓；严重缺乏维生素 A 可引起角膜软化致盲；小儿缺乏维生素 K 可以致脑出血发生瘫痪；维生素 D 严重缺乏可引起小儿骨骼畸形。营养不良还可以导致机体抵抗力下降，易于患感染性疾病，继而增加残疾发生的可能。

营养不良，是发展中国家最主要的致残原因。全世界的残疾人中约有 1 亿人是由于营养不良造成的。

四、意外事故

（一）无意识伤害事故

如大量的交通事故致残、工伤事故致残、体育运动中（如体操、跳水、拳击、武术等）的意外损伤致残、户外运动（如登山、攀岩、滑冰、蹦极等）由于防护不当而致残、自然灾害致残等。

（二）故意伤害事故

如殴斗、战伤、自杀、虐待等致残。

五、理化因素

（一）物理性因素

如放射性物质噪声、振动、高温等。

（二）化学性因素

药物、乙醇、各种有害化学物质、放射性物质、农药等均可以致残。如滥用链霉素、庆大霉素等药物可导致耳聋；乙醇和过量镇静药物可引起感觉、情感、智力的改变；有害毒物致残，如铅、砷、汞农药、甲醇等。

六、社会心理因素

社会心理因素对健康影响的研究始于 20 世纪 20 年代前后的"心身医学"，它是研究心理因素及社会因素对健康和疾病的作用，以及它们之间相互联系的科学。社会心理因素是社会环境中普遍存在的、能导致人的心理应激从而影响健康的各种社会因素。现代社会紧张的工作节奏和复杂的人际关系，以及学习、就业、生活的压力，是导致心理和精神残疾的重要因素，如升学、择业、恋爱、婚姻等生活事件处理不当是导致青年人精神残疾的不可忽视的影响因素。

生产及生活环境污染可引起职业病和残疾；不良生活事件和生活方式，如吸烟、酗酒、生活不规律、饮食结构不合理、缺少运动、长期紧张等也可导致营养障碍、心理行为残疾。

在各个不同历史时期及不同国家和地区，残疾原因受文化背景、社会条件、自然环境和医疗条件的影响而有明显差异。如发展中国家致残的主要原因是营养不良、传染病、孕产期疾病，而在发达国家中，致残的主要原因是意外事故、社会心理因素、慢性病和老年病、精神病以及吸烟、酗酒、生活不规律、饮食结构不合理、缺少运动等。

此外，在原发疾病及原发性残疾基础上产生的并发症可导致新的残疾，即继发性残疾或者加重残疾程度，也是不容忽视的。

第三节　残疾的分类

扫码"学一学"

WHO 于 1980 年制定的《国际残损、残疾与残障分类》（International Classification of Impairment，Disability and Handicap，ICIDH）已被康复医学和残疾学界普遍应用。它是从身体、个体和社会三个层次功能损害程度，把残疾分为残损、残疾和残障。

随着医疗康复事业的发展以及国际范围内对残疾人事业认识的不断深入，残疾人社会活动领域的不断扩大，人们对残损以及由此而发生的社会生活的变化有了新的认识。原有的残损、残疾和残障模式经过 10 多年的应用暴露出不少的问题，迫切需要作出相应的调整。WHO 根据当前残疾分类发展的需要，从 1996 年开始建立了新的残疾分类体系，即《国际残损、活动和参与分类》（International Classification of Impairment，Activity and Participation，简称为 ICIDH-2）。随后，在 2001 年 5 月第 54 届世界卫生大会上通过了将 ICIDH-2 改名为《国际功能、残疾和健康分类》（International Classification of Functioning，Disability and Health，ICF）的决议，并在全球实施。该分类系统提供了能统一和标准地反映所有与人体健康有关的功能和残疾的功能状态分类。

传统医学模式认为残疾是个人问题，并将它视为由疾病、创伤或健康状态所导致，从而以个人治疗的形式提供医疗保健。而 ICF 则基于"生物-心理-社会"理论模式，从残疾人融入社会的角度出发，将残疾作为社会性问题，不再仅仅是个人特性，而且也是由社会环境形成的一种复合状态。医师在了解患者疾病的同时，应从患者的社会背景和心理变化出发，对患者所患疾病进行全面分析和诊断，制订有效的综合治疗方案，提高对患者心理社会因素作用的观察和分析能力，最终提高治疗效果。ICF 的建立与使用很好地诠释了"预防-保健-治疗-康复"四位一体的现代医学模式，有利于康复医学与医学的其他方面（预防、保健、临床治疗）以及与自然科学和社会科学获得共同语言，取得共识，是对现代医学模式的继承和发展，是建构当代康复医学医、教、研体系的重要工具。

采用病因学分类的国际疾病分类第十版（ICD-10）与提供功能和残疾分类的 ICF 正在操作联合使用。ICD-10 提供关于疾病、外伤或其他健康情况的"诊断"信息，而 ICF 提供了"功能"信息，补充和丰富了 ICD-10 的内容。两者联合使用可以提供更广泛、更有意义的表达方式，描述人群健康状态，并作出相关决策。

我国分别于 1987 年和 2006 年进行了残疾人抽样调查，并制定了相应的残疾分类标准，分别是：《全国残疾人抽样调查五类〈残疾标准〉》（1987 年），即听力语言残疾、智力残疾、视力残疾、肢体残疾和精神病残疾；《全国残疾人抽样调查六类〈残疾标准〉》（2006 年），即视力残疾、听力残疾、言语残疾、肢体残疾、智力残疾、精神残疾。《残疾标准》对残疾社会事业发展以及残疾预防与康复工作的开展都起到了重要的指导作用。

一、国际残损、残疾和残障分类

ICIDH 将残疾划分为三个独立的类别，即残损、残疾、残障。这是根据疾病对个体生存主要能力的影响，进行不同侧面的分析。使医疗、康复工作者能更好地分析患者由于身体疾病以及由此而造成的可能的日常生活和社会生活上的障碍。在此分类系统中，残疾的发生与影响因素的线性模型是建立在生物医学模式即"病因－病理表现"的医学生物学模式的基础之上的。生物医学模式将残疾现象视为个人问题，把残疾现象作为由疾病、创伤或健康状态所导致的结果。对各类康复工作人员起了重要的指导作用。

（一）残损

残损是指解剖结构，或生理、心理功能的任何异常或丧失，对独立生活、工作和学习有一定程度的影响，但个人生活仍能自理，其影响局限在组织器官水平上，是生物器官或系统水平上的功能障碍。对这类残疾者应积极进行临床治疗和功能训练，以防止功能障碍的出现或发展。残损包括以下几种：①智力残损；②其他心理残损；③语言残损；④听力残损；⑤视力残损；⑥内脏（心肺、消化、生殖器官）残损；⑦骨骼（姿势、体格、运动）残损；⑧畸形；⑨多种综合的残损。

（二）残疾

残疾是指由于身体组织结构和功能缺损较严重，身体、精神和智力活动明显障碍，以致患者以正常的方式进行独立日常生活和工作的能力受限或丧失。其影响在个体水平上，是个体或整体水平上的功能障碍。对这类残疾者应进行多方面的康复治疗、教育和训练，发展其代偿能力，或以器具辅助补偿能力的不足。残疾包括以下几种：①行为残疾；②交流残疾；③生活自理残疾；④运动残疾；⑤身体姿势和活动的残疾；⑥技能活动残疾；⑦环境适应残疾；⑧特殊技能残疾；⑨其他活动方面的残疾。

（三）残障

残障是指由于形态功能缺损和个体能力障碍严重，不但个人生活不能自理，甚至影响到学习、工作和社会生活。个人无法完成文化、经济等社会活动，属于社会水平的功能障碍。对这类残疾者，除进行康复治疗外，更重要的是通过社会康复、职业康复、环境改造等措施从社会层面调整和改变其生活、学习和工作的条件，以利于重返社会。残障包括以下几种：①定向识别（时、地、人）残障；②身体自主残障（生活不能自理）；③行动残障；④就业残障；⑤社会活动残障；⑥经济自立残障；⑦其他残障。

一般情况下残疾的发展是按照残损、残疾、残障顺序进行，但也可能发生跳跃。残损、残疾残障之间没有绝对的界限，三者之间可以相互转化。残损未经合适的康复治疗，可转化为残疾，甚至残障。而残障或残疾经过合适的康复治疗也可以向残疾、残损转化。残损、残疾、残障之间的相互影响与关系见图 6－1。残损、残疾、残障各自特点比较见表 6－2。

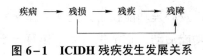

疾病 ⟶ 残损 ⟶ 残疾 ⟶ 残障

图 6－1 ICIDH 残疾发生发展关系

表 6-2　残损、残疾、残障各自特点比较

分类	障碍水平	表现	评估	康复途径	康复方法
残损	器官水平	功能障碍丧失	关节活动度范围测定、徒手肌力、电诊断	改善	功能锻炼
失能	个体水平	自理能力严重障碍或丧失	日常生活能力测定	代偿	日常生活能力训练
残障	社会水平	社交、工作能力严重障碍或丧失	社交和工作能力	替代	环境改造

尽管 ICIDH 对康复工作起了重要的指导作用，但限于当时的认识水平，ICIDH 只是建立在生物医学模式的基础之上，只是从疾病的结局出发对残疾进行的分类，忽略了对生活能力的全方位把握，对患者的残存功能、生活质量的提高关注不够，未能适当地反映出社会和环境因素在残疾发生过程中所扮演的角色。

随着卫生保健事业的发展，以及国际残疾人活动的开展，人们对残疾以及由此产生的社会生活的变化有了新的认识。随着世界人口的老龄化、卫生保健系统服务的不断改善，医疗模式也发生了转变，服务的重点更趋全面，并以提高处于疾病状态的人们的生存质量为目的。原有的关于残损、残疾与残障等模式也越来越不能满足卫生与康复事业发展的需要，迫切需要建立新的理论模式与分类系统，以适应对残疾认识的社会变化的需要。1996年，WHO 建立了新的残疾分类体系，即《国际残损、活动和参与分类》，为了保持与原分类命名《国际残损、残疾和残障分类》的连续性，将之简称为 ICIDH-2。

ICIDH-2 提出了一种多因素影响的残疾发生模型，为从生物、心理、社会角度认识残疾所造成的影响提供了一种理论模式，将身体健康状态、个体活动和个体的社会功能问题联系在一起思考残疾问题。根据该理论，将残疾理解为一种健康状态和环境因素之间交互作用而出现的复杂状况。

二、国际功能、残疾和健康分类

从 1996 年起，世界卫生组织根据当时残疾分类发展的需要，开始修订新的残疾分类体系，在 2001 年 5 月第 54 届世界卫生大会上，通过了将《国际残损、残疾和残障分类》（第 2 版）改名为《国际功能、残疾和健康国际分类》（ICF）的决议，并正式颁布。

ICF 从三个层面获取与健康和残疾有关的资料，不仅适用于残疾人，也适用于病损者和健康人。ICF 从功能、残疾和健康的角度，评估身体结构、身体功能、活动和参与、环境因素以及个人因素四项（图 6-2），并应用字母数字编码系统对每一项进行编码，字母 b、s、d 和 e 分别代表身体功能、身体结构、活动和参与以及环境因素。首字母 d 代表活动和参与，根据使用者的情况，可以用 a 或 p 替代首字母 d 以分别指代活动和参与。

（一）身体功能、结构和残损

身体结构是指身体的解剖部位，诸如器官、肢体及其组成成分。身体功能是指身体系统的生理功能和心理功能。身体的正常结构是身心功能正常发挥的基础，两者不可相互取代。残损是指身体的结构或功能上出现了显著的变异或缺失。指各种原因导致的身体结构、外形、器官或系统生理功能以及心理功能损害，是在身体各系统功能和结构水平上评定功能障碍的严重程度。残损对功能活动、正常生活和工作有一定影响，但仍能达到日常活动

能力自理。

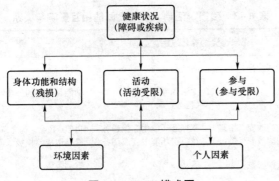

图 6-2　ICF 模式图

（二）活动和活动受限

这里的活动是指个体水平上的活动，是个体执行一项任务或行为，涉及与生活有关的所有个人活动，是一种综合应用身体功能的能力。活动受限是指个体按正常方式进行的日常活动能力丧失和工作能力的受限，是从个体或整体完成任务、进行活动的水平上评定功能障碍的严重程度。具体包括行为、交流、生活自理、运动、身体姿势和活动、技能活动和环境处理等方面的活动受限。活动受限可由残损发展而来。

（三）参与和参与受限

参与是个体参与他人相关的社会活动（家庭生活、人际交往和联系、接受教育和工作就业等主要生活领域，参与社会、社区和公民生活的能力等），是与健康状态、身体功能和结构、活动及相关因素有关的个人生活经历，是与个人生活各方面功能有关的社会状况，包括社会对个人功能水平的反应。参与是个体与内外在因素相互作用的结果，体现在社会水平上，是健康状态的一个方面。参与需要解决个体如何在特定的健康和功能状况下去努力生存，参与限制是指个体的社会功能障碍。

参与局限是指由于残损、活动受限或其他原因导致个体参与社会活动的能力受限，影响和限制个体在社会上的交往，导致工作、学习、社交不能独立进行，是从社会水平上评价功能障碍的严重程度。常见的参与局限包括定向识别、身体自主、就业、社会活动、经济自主等受限。参与局限直接受社会环境影响，用参与或参与是否受限代替残障，可以更全面地说明与残损和活动有关的社会活动。参与是一个复杂的过程，不仅受个体健康状况及残损、活动限制等残疾因素的影响，也受个体及所生活的环境的影响。

功能、健康和残疾之间相互独立又彼此关联，当考虑残疾者的"功能""残疾""健康状态""疾病后果"时，应从"身体—活动—参与"这三个水平分别进行评定和处理。ICF还列出了与这些概念有相互作用的背景因素，包括环境因素和个人因素。环境因素包括某些产品、工具和辅助技术，其他人的支持和帮助，社会、经济和政策的支持力度，社会文化等。有障碍或缺乏有利因素的环境将限制个体的活动表现；有促进作用的环境则可以提高其活动表现。个人因素包括性别、种族、年龄、健康情况、生活方式、习惯、教养、应对方式、社会背景、教育、职业、过去和现在的经验、总的行为方式、个体的心理优势和其他特征等。按照这种方式，它使处于不同文化背景下的不同使用者在各个领域，就个体"功能、残疾和健康情况"分类和记录方面而言有一个共同工具。这个模式把健康状况、功能、残疾以及背景因素表述为双向互动的统一体系。残损、活动、参与之间的相互影响与关系见表6-3。

表6-3 残损、活动、参与之间的相互影响与关系

	第一部分功能与残疾		第二部分背景性因素	
成分	身体功能和结构	活动和参与	环境因素	个人因素
领域	身体功能 身体结构	生活领域 （任务行动）	功能和残疾的外在影响	功能和残疾的内 在影响
结构	身体功能的改变（生理） 身体结构的改变（解剖）	在标准环境中完成任务 在现实环境中完成任务	自然、社会、观念态度等方面 特征造成的积极或消极影响	个人特质的影响
积极方面	功能和结构完整	活动参与	有利因素	
消极方面	损伤	活动受限 参与限制	障碍/不利因素	

　　单纯的医学模式认为残疾现象是个人问题，是由疾病、创伤或健康状态所导致的结果，仅需要以个人治疗的形式提供医疗保健。而ICF则基于生物-心理-社会医学模式，从残疾人融入社会的角度出发，将残疾作为一种社会性问题，而非仅仅是个人的特性。ICF是一个用社会标准来观察人在与健康相关的领域中处于相对不利位置时的情况或问题的分类，它适用于社会中的所有人，残疾只是人的某一阶段的体验，这是与ICIDH不同的地方。ICF重视环境对个体的影响，因此对残疾问题的管理要求全社会集体行动，要求改造环境以使残疾人充分参与社会生活的各个方面，更加体现了以人为本的分类原则。

三、中国残疾分类标准

　　1986年10月国务院批准了《全国残疾人抽样调查五类（残疾标准）》，将残疾分成五类并分别进行分级，每类根据残疾情况由重到轻，各分成4级。五类残疾包括视力残疾、听力语言残疾、智力残疾、肢体残疾和精神病残疾。后在2006年制定的残疾分类中将"听力语言残疾"分为"听力残疾"和"言语残疾"两类，将"精神病残疾"改称为"精神残疾"。这些都没有将内脏残疾包括在内，使用时加以注意。

　　我国制定残疾分类标准的原则，一是以社会功能障碍为主来确定残疾，具体地说是以社会功能障碍的程度划分残疾等级；二是我国制定的残疾标准中，视力残疾标准、听力语言残疾标准、智力残疾标准与国际标准基本一致，肢体残疾标准为自行制定，精神残疾标准是参照WHO提供的精神病分级标准而自行制定的。具体的残疾分类分级情况如下。

（一）视力残疾标准

1. 视力残疾的定义　　视力残疾，是指由于各种原因导致双眼视力障碍或视野缩小，通过各种药物、手术及其他疗法而不能恢复视功能者（或暂时不能通过上述疗法恢复功能者），以致不能进行一般人所能从事的工作、学习或其他活动。视力残疾包括盲及低视力两类。

2. 视力残疾的分级

（1）盲

1）一级盲　　最佳矫正视力低于0.02或视野半径小于5度。

2）二级盲　　最佳矫正视力等于或优于0.02，而低于0.05；或视野半径小于10度。

（2）低视力

1）一级低视力　最佳矫正视力等于或优于 0.05，而低于 0.1。

2）二级低视力　最佳矫正视力等于或优于 0.1，而低于 0.3。

视力残疾分级列表如表 6-4 所示。

表 6-4　视力残疾分级

类别	级别	最佳矫正视力
盲	一级盲	<0.02 无光感；或视野半径<5 度
	二级盲	≥0.02 而<0.05；或视野半径<10 度
低视力	一级低视力	≥0.05 而<0.1
	二级低视力	≥0.1 而<0.3

注：1. 盲或低视力均指双眼而言，若双眼视力不同，则以视力较好的一眼为准。

2. 如仅有一眼为盲或低视力，而另一眼的视力达到或优于 0.3，则不属于视力残疾范围。

3. 最佳矫正视力是指以适当镜片矫正所能达到的最好视力，或以针孔镜所测得的视力。

4. 视野<5 度或<10 度者，不论其视力如何均属于盲。

（二）听力残疾标准

1. 听力残疾的定义　是指由于各种原因导致双耳不同程度的听力丧失，听不到或听不清周围环境声及言语声（经治疗一年以上不愈者）。听力残疾包括听力完全丧失及有残留听力但辨音不清，不能进行听说交往两类。

2. 听力残疾的分级　听力残疾分级列表如表 6-5 所示。

表 6-5　听力残疾分级

级别	平均听力损失（dBspL）	言语识别率（%）
一级	>90（好耳）	<15
二级	71~90（好耳）	15~30
三级	61~70（好耳）	31~60
四级	51~60（好耳）	61~70

注：本标准适用于 3 岁以上儿童或成人听力丧失经治疗一年以上不愈者。

（三）言语残疾标准

1. 言语残疾的定义　言语残疾指由于各种原因导致的言语障碍（经治疗一年以上不愈者），而不能进行正常的言语交往活动。言语残疾包括言语能力完全丧失及言语能力部分丧失，不能进行正常言语交往两类。

2. 言语残疾的分级

（1）一级　指只能简单发音而言语能力完全丧失者。

（2）二级　指具有一定的发音能力，语音清晰度在 10%~30%，言语能力等级测试可通过一级，但不能通过二级测试水平。

（3）三级　指具有发音能力，语音清晰度在 31%~50%，言语能力等级测试可通过二级，但不能通过三级测试水平。

（4）四级　指具有发音能力,语音清晰度在 51%～70%,言语能力等级测试可通过三级,但不能通过四级测试水平。

言语残疾分级列表如表 6-6 所示。

表 6-6　言语残疾分级

级别	语音清晰度（%）	言语表达能力
一级	<10%	未达到一级测试水平
二级	10%～30%	未达到二级测试水平
三级	31%～50%	未达到三级测试水平
四级	51%～70%	未达到四级测试水平

注：本标准适用于 3 岁以上儿童或成人,明确病因,经治疗一年以上不愈者。

（四）智力残疾标准

1. 智力残疾的定义　是指人的智力明显低于一般人的水平,并显示适应行为障碍。智力残疾包括在智力发育期间,由于各种原因导致的智力低下;智力发育成熟以后,由于各种原因引起的智力损伤和老年期的智力明显衰退导致的痴呆。

2. 智力残疾的分级　根据世界卫生组织（WHO）和美国智力低下协会（AAMD）的智力残疾的分级标准,按其智力商数（IQ）及社会适应行为来划分智力残疾的等级。

智力残疾分级列表如表 6-7 所示。

表 6-7　智力残疾分级

智力水平	分级	IQ（智商）范围*	适应行为水平
重度	一级	<20	极度缺陷
	二级	20～34	重度缺陷
中度	三级	35～49	中度缺陷
轻度	四级	50～69	轻度缺陷

注：1. WeChsler 儿童智力量表。

2. 智商（IQ）是指通过某种智力量表测得的智龄和实际年龄的比,不同的智力测验,有不同的 IQ 值,诊断的主要依据是社会适应行为。

（五）肢体残疾标准

1. 肢体残疾的定义　是指人的肢体残缺、畸形、麻痹所致人体运动功能障碍。肢体残疾包括以下内容。

（1）脑瘫　四肢瘫、三肢瘫、二肢瘫、单肢瘫。

（2）偏瘫。

（3）脊髓疾病及损伤　四肢瘫、截瘫。

（4）小儿麻痹后遗症。

（5）先天性截肢。

（6）先天性缺肢、短肢、肢体畸形、侏儒症。

（7）两下肢不等长。

（8）脊柱畸形　驼背、侧弯、强直。

（9）严重骨、关节、肌肉疾病和损伤。

（10）周围神经疾病和损伤。

2. 肢体残疾的分级 以残疾者在无辅助器具帮助下，对日常生活活动的能力进行评价计分。日常生活活动分为八项，即端坐、站立、行走、穿衣、洗漱、进餐、如厕、写字。能实现一项算 1 分，实现困难算 0.5 分，不能实现算 0 分，据此划分三个等级。

（1）重度（一级） 完全不能或基本上不能完成日常生活活动（0～4 分）。①四肢瘫或严重三肢瘫；②截瘫、双髋关节无主动活动能力；③严重偏瘫，一侧肢体功能全部丧失；④四肢均截肢或先天性缺肢；⑤三肢截肢或缺肢（腕关节和踝关节以上）；⑥双大腿或双上臂截肢或缺肢；⑦双上肢或三肢功能严重障碍。

（2）中度（二级） 能够部分完成日常生活活动（4.5～6 分）。①截瘫、二肢瘫或偏瘫，残肢有一定功能；②双下肢膝关节以下或双上肢肘关节以下截肢或缺肢；③一上肢肘关节以上或一下肢膝关节以上截肢或缺肢；④双手拇指伴有食指（或中指）缺损；⑤一肢功能严重障碍，两肢功能重度障碍，三肢功能中度障碍。

（3）轻度（三级） 基本上能够完成日常生活活动（6.5～7.5 分）。①一上肢肘关节以下或一下肢膝关节以下截肢或缺肢；②一肢功能中度障碍，二肢功能轻度障碍；③脊柱强直，驼背畸形大于 70 度，脊柱侧凸大于 45 度；④双下肢不等长大于 5cm；⑤单侧拇指伴食指（或中指）缺损，单侧保留拇指，其余四指截除或缺损；⑥侏儒症（身高不超过 130cm 的成人）。

肢体残疾分级列表如表 6-8 所示。

表 6-8 肢体残疾分级

级别	程度	计分
一级（重度）	完全不能或基本上不能完成日常生活活动	0～4
二级（中度）	能够部分完成日常生活活动	4.5～6
三级（轻度）	基本上能够完成日常生活活动	6.5～7.5

3. 下列情况不属于肢体残疾范围

（1）保留拇指和食指（或中指），而失去另三指者。

（2）保留足跟而失去足前半部者。

（3）双下肢不等长，相差小于 5cm。

（4）小于 70 度驼背或小于 45 度的脊柱侧凸。

（六）精神残疾标准

1. 精神残疾的定义 是指精神病人患病持续一年以上未痊愈，同时导致其对家庭、社会应尽职能出现一定程度的障碍。

精神残疾可由以下精神疾病引起：①精神分裂症；②情感性、反应性精神障碍；③脑器质性与躯体疾病所致的精神障碍；④精神活性物质所致的精神障碍；⑤儿童、少年期精神障碍；⑥其他精神障碍。

2. 精神残疾的分级 对于患有上述精神疾病持续一年以上未痊愈者，应用"精神残疾分级的操作性评估标准"评定精神残疾的等级。

（1）重度（一级） 五项评分中有三项或多于三项评为 2 分。

（2）中度（二级） 五项评分中有一项或两项评为 2 分。

（3）轻度（三级） 五项评分中有两项或多于两项评为 1 分。

77

精神残疾分级列表如表 6-9 所示。

表 6-9　精神残疾分级

社会功能评定项目	正常或有轻度异常	确有功能缺陷	严重功能缺陷
个人生活自理能力	0 分	1 分	2 分
家庭生活职能表现	0 分	1 分	2 分
对家人的关心与责任心	0 分	1 分	2 分
职业劳动能力	0 分	1 分	2 分
社交活动能力	0 分	1 分	2 分

无精神残疾：五项总分为 0 或 1 分。

（七）综合残疾

综合残疾是指一个个体同时存在两种或两种以上的残疾，此种残疾没有残疾分级标准。

扫码"学一学"

第四节　残疾评定

一、概念

残疾评定是指依据法定的残疾标准，对残疾人的身心状况进行全面评估和分析，确定其属于哪一类残疾及其残疾程度和影响。为估计预后，制定和调整康复治疗方案，评估治疗效果，以及提出进一步康复计划提供依据。

二、意义及步骤

（一）意义

对残疾的性质、范围、类别及严重程度作出判断，为估计预后、制定和调整康复治疗方案、评估治疗效果以及制定进一步全面康复计划提供依据。

（二）步骤

1. 病史询问

（1）主诉常可提示残疾的存在。

（2）现病史了解功能障碍的基本情况，包括发生的时间、原因、发展过程；对日常生活活动、工作、学习、社会活动的影响；治疗和适应情况。

（3）过去史需要了解的过去病史情况，包括过去伤病是否遗留功能障碍；过去伤病所致功能障碍与本次之间有无影响；全身各系统，重点是心血管、呼吸、神经、肌肉骨骼系统的状况，以评估康复训练所需的残存功能如何。

（4）发育史、心理行为史、职业史、家庭与社会生活史。

2. 体格检查　体格检查的重点是皮肤、视力、听力、肌肉骨骼系统、心血管系统、泌尿生殖系统、神经系统和直肠功能。

（1）查出与正常结构和功能不相符合的体征。

（2）查出与继发性功能障碍有关的体征。继发性功能障碍不是原发病的直接后果，而是治疗过程中出现或者缺乏适当的预防措施的结果。

（3）评估残存的能力，明确康复训练的重点和目标。

3. 综合性功能检查 运用康复评定学所述检查方法，着重综合性功能检查，如转移能力、平衡能力、步态、日常生活活动能力、心理状态、语言能力、职业能力、社会生活能力等。

4. 专科会诊 如遇到语言、精神障碍、骨科情况复杂者，进行耳鼻喉科、神经科、精神科、骨科等专科会诊。

5. 辅助检查 如实验室检查、影像检查等。

6. 写出报告 如汇总资料，写出残疾评定报告。

三、残疾评估报告

残疾评估报告应包括以下项目。

1. 有无残疾。

2. 残疾部位（肢体、盲、聋哑、智力、精神、内脏或多种）。

3. 残疾分类（残损、残疾、残障）。

4. 残疾程度（分级）。

5. 残疾对生活、学习及劳动能力的影响。

6. 康复需求的建议（包括医疗康复、教育康复、职业康复、社会康复等诸方面）。

（董林青）

第五节　残疾的康复目标及康复原则

扫码"学一学"

残疾与康复是国际关注的重要问题，据第五十八届世界卫生大会报道，全球大约有 6 亿人患有各种类型的身体和精神残疾。人口增长、老龄化、慢性病、营养不良、战争、暴力、艾滋病、道路交通事故、职业伤害以及通常与贫困相关的原因使残疾人的数量迅速增多。这些趋势正在促使社会形成对卫生和康复服务的极大需求。残疾人是社会的重要贡献者，向残疾人提供有关残疾预防、残疾康复等方面的可靠信息，保障残疾人机会均等并具有良好生活质量，是残疾与康复工作的目标。

一、残疾康复的核心理念

经过多年的发展，国际社会有关残疾康复的核心理念也随着社会的进步有了新发展，国际社会普遍认同的有关残疾康复的核心理念如下。

1. 残疾人是社会的重要贡献者，为他们的康复分配资源是一项投资。

2. 为残疾人提供有关残疾预防、康复各方面的可靠信息，并对卫生和康复服务进行投资具有十分重要的意义，它可以确保残疾人机会均等并具有良好生活质量。

3. 残疾康复所依据的主要指导性文件包括：1982 年第三十七届联合国会议通过的《关于残疾人的世界行动纲领》、1993 年第四十八届联合国会议通过的《残疾人机会均等标准规则》、2001 年第五十四届世界卫生大会正式认可的《国际功能、残疾和健康分类》，其中指出世界卫生组织的职责范围包括预防残疾和医疗康复。

4. 康复关系到联合国制定的千年发展目标的实现，只有与残疾人相关的健康和康复问

79

题得以解决才能实现联合国千年宣言所含的国际商定发展目标。

二、残疾康复的目标

根据《残疾人机会均等标准规则》和《联合国残疾人权利公约》以及世界卫生组织有关《残疾，包括预防、管理和康复》的决议的要求，世界卫生组织确认了当代国际社会康复的主要目标是让所有的残疾人都能有尊严地生活，具有平等的权利和机会。我国于 2017 年 7 月 1 日实施的《残疾预防和残疾人康复条例》也指出残疾康复的目标是帮助残疾人恢复或者补偿功能，促进残疾人平等、充分地参与社会生活。

三、残疾康复的治疗原则

根据国际残疾分类法的残疾人分类标准，实施残疾人康复也有其针对性的康复治疗措施。

（一）残损

对于此类患者主要以恢复和改善现有的功能障碍，实施心理疏导，将患者因生物器官功能的缺失带来的障碍降到最低。

（二）残疾

对于残疾患者的恢复主要以功能性代偿为主。例如，偏瘫患者加强健侧肢体的练习以提高其日常生活活动能力；聋哑患者加强手语学习以促进其交流问题；脊髓损伤患者加强坐位平衡及二便处理练习，并基于其受损平面选择合适的矫形助具以提高其活动能力；截肢患者根据断肢情况及生活要求选择美容或功能性假肢。

（三）残障

对于残障患者的恢复主要采取改善社会环境的方法。例如，构建道路、楼房、通道、交通工具的无障碍设施。为患者独立自主的生活创造良好的家庭及社会条件，使患者尽可能独立自主生活，甚至于重返工作岗位，为社会继续作贡献。

而同一康复患者往往并存多种问题，因此在治疗方案的选择上应基于实际情况实施治疗方案，从而为康复患者最大限度上创造康复条件。

第六节　残疾预防

扫码"学一学"

🩺 案例导入

【案例】

患者李某，男，52 岁，4 月前因车祸外伤致 T_{11} 椎体骨折，双下肢感觉、运动障碍，内固定术后回家一直卧床，现患者双下肢活动不能，感觉障碍，且双膝关节处于屈曲状态不能伸直。

【讨论】

1. 如何使用 ICF 对患者进行分类？

2. 针对该患者当前情况最需要采取的残疾预防措施是什么？

我国正处于快速的人口老龄化、工业化、城镇化进程中，先天性残疾尚未有效控制，慢性病、传染病、精神障碍、意外伤害等后天性残疾的风险却在显著增加，因此进一步采取措施加大残疾预防工作力度十分紧迫和必要。

一、残疾预防的意义

残疾预防，是指针对各种致残因素，采取有效措施，避免个人心理、生理、人体结构上某种组织、功能的丧失或者异常，防止全部或者部分丧失正常参与社会活动的能力。残疾预防是康复医学的重要组成部分，与残疾康复相互补充。为了预防残疾的发生、减轻残疾程度，帮助残疾人恢复或者补偿功能，促进残疾人平等、充分地参与社会生活，发展残疾预防和残疾人康复事业，根据《中华人民共和国残疾人保障法》，2017 年 1 月国务院第 161 次常务会议通过《残疾预防和残疾人康复条例》，并于 2017 年 7 月 1 日起开始施行。这是我国首次以法规的形式明确了国家、社会、公民在残疾预防和残疾人康复工作中的责任。这对保障人民健康、保护人力资源、提高人体素质、促进社会物质和精神文明建设等具有重大意义，正如 1981 年世界残疾预防会议《里兹堡宣言》中指出的："大多数残疾的损害是可以预防的"。世界卫生组织指出，利用现有技术就可以使至少 50% 的残疾得到控制或使其延迟发生。

二、残疾预防的原则

在世界卫生组织的倡导和推动下，人们对世界范围内的残疾预防工作形成了原则性的共识。

（一）建立"非致残环境"

这是预防残疾最主要的问题。"高危工作环境"是造成职业性残疾的重要因素，如有害化学物质引起的中毒，粉尘引起的矽肺，传染病科细菌、病毒引起的感染，重力超负荷引起的慢性肌肉骨骼疾病或工伤等。"高压心理环境"是造成心理、精神疾病的重要因素。此外"极度贫困环境"也是一个致残环境，80% 的残疾人生活在低收入国家。贫困限制了对基本卫生服务的获得，其中包括康复服务。贫困不仅是残疾易造成的结果，也是促发残疾的原因。

（二）全面实施，抓好重点

从国家层面说以发展中国家为重点；从年龄层次说以预防儿童残疾为重点；从预防层次看，重点放在一、二级预防，着眼于预防致残性伤病的发生，对于已发生的可能致残的伤病，则要早发现、早干预、采取根治性或矫治性措施，以免发生功能性障碍，甚至形成残疾或残障。

（三）要有立法保障

形成国家计划从法律上肯定残疾预防工作应有的地位，保证某些预防措施的强制执行，如制定有关优生优育的法规，以及安全生产、药品管理、交通管理、环境保护法规等。

（四）要以社区为基础

世界卫生组织提倡"综合模式"预防残疾，即通过初级卫生保健的综合卫生工作（保健、预防、治疗、康复），达到预防残疾的目的。

（五）宣传教育

通过科学知识的宣传教育，使群众掌握残疾的预防知识和方法，而且变成自觉的行动。

三、残疾的三级预防

残疾的预防包括三级，针对疾病发生发展过程，可分为残疾前期、残疾期和残疾后期。根据三级预防原则，残疾的预防应针对国家、地区、社区及家庭不同层次进行。此外还应从生命周期理念出发，对婴儿出生前后期、幼儿期、成年期、老年期等不同阶段采取针对性预防措施，有助于建立起持续的残疾防控体系。目前国际和我国对残疾都采取了三级预防措施。

（一）一级预防

又称"初级预防"或"病因预防"，是指消除或控制可能导致残疾的致病因子（或危险因子），避免发生原发性残疾的过程。一级预防最为有效，可降低残疾发生率70%，主要措施如下。

1. 预防先天性残疾发生　严禁近亲结婚、优生优育教育、遗传咨询、婚前检查、产前诊断及围产期保健。

2. 预防疾病致残

（1）控制致残传染病　接种疫苗以减少和消除急性脊髓灰质炎、麻疹、乙脑等致残传染病的发生。

（2）控制地方性疾病　针对地方病流行状况，实施补碘、改炉改灶改水、移民搬迁、食用非病区粮食、学龄儿童异地养育等防控措施以消除碘缺乏病、大骨节病等重大地方病致残。

（3）加强慢性病防治　开展全民健康生活方式行动，推动科学膳食、全民健身、控烟限酒、倡导定期体检。

（4）加强精神疾病防治　积极开展心理健康促进工作，加强对精神分裂症、阿尔茨海默病、抑郁症、孤独症等主要致残性精神疾病的筛查识别和康复治疗。

3. 努力减少伤害致残　避免引发伤病的危险因素或危险源，控制和管理好可能致残的生物、物理、化学、机械等危险源；预防多种非感染性伤害和疾病。

4. 加强管理与健康教育　重点监护弱势人群，对幼儿、老年人、患者要注意看管照料，遵守安全规则，养成安全习惯，自觉维护安全环境，以预防意外伤害。

（二）二级预防

二级预防即临床早期预防，是指疾病或损伤发生之后，采取积极主动的措施，目的是限制或逆转由残损造成的残疾，可降低残疾发生率10%～20%，主要措施如下。

1. 早期医疗干预　即早发现、早诊断、早治疗，如早期发现高血压、糖尿病、结核等，进行药物治疗；骨折、创伤等基本手术治疗。

2. 早期康复治疗　如对伤患进行心理疏导、功能训练等，以促进身心功能恢复，预防并发症，防止功能受限，预防残障。

（三）三级预防

三级预防是指残疾已经发生，采取各种积极措施防止残疾转为残障，以减少残疾、残障给个人、家庭和社会所造成的影响，主要措施如下。

1. 康复治疗　如运动治疗、作业治疗、心理治疗、语言治疗及假肢、支具、矫正器、轮椅的配备和使用。

2. 假肢、支具、矫正器等辅助功能用品的应用 以改善功能、预防畸形，提高日常生活活动能力。

残疾预防需要卫生、民政、教育、司法等多部门的共同努力，我国所实行的残疾分类，必将随着国内情况的改变，国际分类的执行而有所变化。

第七节　功能障碍

扫码"学一学"

 案例导入

【案例】

患者赵某，男，62岁，因"双膝关节疼痛伴活动受限1个月"到医院就诊。自述1个月前无明显诱因下出现双膝关节疼痛及酸胀感。查体发现双膝关节轻度肿胀，关节活动时有弹响及摩擦感，下蹲及上下楼困难。X线片示：关节间隙变窄，内外间隙不等。髁间嵴边缘及髌骨下可见骨刺。

【讨论】

王某现在有无功能障碍？如有，属于残损、活动受限还是参与局限？该情况会一直持续存在吗？

扫码"看一看"

一、功能障碍的定义与分类

（一）定义

功能是指机体的组成结构（包括组织、器官、系统、肢体等）的特征性活动。如脑部的思维功能、胃肠的消化功能、四肢与躯干的运动功能等。若这些特征性功能因某种或各种原因不能正常发挥时，则成为功能障碍。康复医学主要研究病、伤、残者的躯体、心理、社会等方面功能障碍的评定与治疗，某些学者也将"康复医学"称为"功能医学"。

（二）分类

本节将按照 ICF 三个构成成分（身体功能和结构、活动、参与）中的有关的内容，分别介绍残损、活动受限、参与局限、相关功能障碍的康复评定与康复治疗。

1. 残损 身体功能是指身体各组织、器官及系统等的生理功能，还包括心理功能在内。身体结构是指身体的解剖组成，如各种组织、器官等。残损是指因各种原因导致身体结构或功能出现问题，是心理、身体或解剖结构及功能异常或缺乏，并影响组织、器官的水平。

身体功能和身体结构虽然概念不同，但又相互联系紧密，其涵盖范围较广。一般来讲，任何组织、器官和系统在受到伤害时，会引起人体的生理功能（包括心理功能）和身体结构的异常甚至丧失，表现为残损或病损。在临床上常表现为发音或言语功能障碍、肌力下降、关节活动受限、尿失禁、疼痛、认知障碍等。而这种功能是指人体的部分功能，而非整个人体功能。

残损水平常见的功能障碍表现为：①各种先天或外伤因素所导致的视觉、听觉、感觉功能异常与疼痛；②失语症患者可出现各种发声和语言功能障碍；③高血压、慢性阻塞性肺病患者出现的心肺功能障碍；④消化系统炎症与肿瘤、糖尿病等患者可出现消化、代谢和内分泌系统功能障碍；⑤尺桡神经损伤、四肢骨折、手指截指等会导致局部运动功能丧失或障碍；⑥严重颅脑损伤、脊髓损伤患者可出现尿潴留、尿失禁、便秘与大便失禁等二便功能障碍；⑦儿童脑瘫、脑血管意外患者出现认知障碍、肌张力障碍、粗大运动模式，不自主运动等；⑧各种原因所致脑损伤在临床可出现各种精神和心理功能障碍等。

残损可以是暂时的或永久的，渐进性或退行性的，间断性的或连续性的，差异可以是轻微的或严重的。残损不代表疾病或者虚弱状态，如一个人摘除一个眼球，但他仍有可能成为一名运动健将。

2. 活动受限 活动是指个体进行的一项行动或任务，是应用身体功能的表现和能力。活动的含义广泛，包括学习知识、执行任务、语言交流、身体转移、生活自理、体育运动、环境处理等。

活动受限是指个体进行正常活动的能力受限或丧失。比如活动幅度减小、速度减慢或完成质量差等。例如各种原因所致的中枢神经系统的损伤（脑卒中、脑外伤等）可出现移动、自理、家庭生活方面的活动受限。肩周炎患者患侧手难以完成梳头等动作。在 ICF 中用活动受限来取代残疾的概念，对残疾患者重新认识自己的状态有积极意义。

活动受限常建立在残损的基础上，但不是所有残损都会导致活动受限。两者之间的关系相对松散，受多种因素影响。例如一只眼球摘除或一只小指被截去的患者，从器官水平上看属于残损，但并未影响到患者的日常生活，患者可以根据情况选择合适的一般性工作。另外两者之间还存在着双向的关系，例如一位单纯的肌肉问题患者发展到一定程度出现活动受限、不能行走，继而又可致肌肉无力、萎缩或挛缩加重，但通过积极的康复干预又可以在肌肉无力和萎缩或挛缩存在的同时使活动受限得到缓解或消除。

3. 参与局限 参与包括表达观点、进行决策或实施行动等的生活情境的投入。参与局限是指因为残损、活动受限等原因使个体投入到生活情境中经历到的不便或困难，包括人际交往、人际关系和主要的生活领域，如社会、社区和公民生活等的参与局限。参与局限的含义在不同的背景（社会制度、种族、社区、家庭等）下并不相同，应根据具体情况确定。按照 ICF 的分类，用参与局限代替残障的概念，在社会层面上回归了人的本性，这是一大进步。

一般认为，残损的影响因素在于组织和器官水平的缺损或异常，而活动受限的影响因素在于个体水平，参与局限的影响因素在于环境和社会层面的限制。但有时个体水平因素也可导致参与局限。例如，一位脊髓损伤残疾人，活动受到限制，但可以使用轮椅移动；在一些贫困地区的商场由于没有设计无障碍设施，他就无法参与看电影、购物的活动，因为环境限制了他的参与；而在较发达地区的商场他实现了上述活动，因为有无障碍设施，良好的社会环境使他的社会参与活动得到了实现。

此外，工作上的活动受限与参与局限不同，前者是因为活动受限而不能进行工作，后者是因为社会因素的局限而无法取得工作。例如因商场不愿意对障碍建筑改造，从而造成使用轮椅的残疾人购物困难；再者一小腿截肢患者配备假肢的人，有能力驾驶汽车，却因驾照发放的限制而无法从事运输工作。

4. 残损、活动受限与参与局限的关系 残损是指解剖结构，或生理、心理功能的任何异常或丧失，对独立生活、工作和学习有一定程度的影响，影响因素在于组织和器官水平。活动受限是指个体按正常方式进行的日常活动能力丧失和工作能力的受限，影响因素在于个体化水平。参与局限是指由于残损、活动受限或其他原因导致个体参与社会活动的能力受限，影响因素在于环境和社会水平；有时个体化水平也可导致参与局限。三者是功能障碍在不同层面的表现形式，它们之间密切联系而又相互并存。临床上可能同时存在多处或多种残损，有时还合并活动受限和（或）参与局限，要注意甄别。

二、功能障碍的评定

功能障碍的评定是指对患者的功能障碍的部位、范围、种类、性质、特征、程度以及发生的原因、预后等进行正确的判断。它是制订康复治疗计划的前提与基础，是评定康复治疗效果的客观依据。因此，对患者进行功能障碍评定时，必须以全面了解患者的个人基本信息和临床基本情况为基础，确定现存的和康复所要求的功能水平，确定功能受限制的性质及严重程度，确定功能受限制因素，并以 ICF 体系作为功能障碍评定的基本框架。通过分析、讨论而制订出详细且可靠的康复治疗计划及方案。

（一）确定现存和康复所要求的功能水平

任何一项康复措施和方案在实施之前，必须对患者现存的功能水平有客观和全面的评定，评定内容包括现存运动、言语、认知和心理等。再通过综合分析，能够充分认识患者康复所能达到的功能水平，并及时与患者沟通，使其调整心态和康复目标，对未来康复效果增加信心，而不是悲观或盲目乐观。例如一位眼球烧伤致失明的患者，要求恢复患侧正常视力也不太可能。因为现存的功能水平和现有的康复医疗水平很大程度决定了今后所达到的康复目标。

再如脑卒中患者站立有困难，可以采用站立架或在平行杠上做站立训练，而不应直接进行站立评定与训练。因此也需弄清各种动作的难易度，而有些动作的难易须视疾病而定。只有了解评定对象现存和康复（包括评定和治疗）所要求的功能水平，才能达到康复意义上的功能评定要求，才能了解评定对象的功能所需和目标。

（二）确定功能受限制的性质及程度

在评定过程中，要明确患者上下肢运动功能、言语功能、认知功能和心理功能等情况，任何特定的功能限制均可以采用相应的量化指标进行评定。评定内容还应包括所需要帮助的程度（如他人介入的程度、时间等）。对功能活动的帮助可采用辅助器具或他人（动物）相助，若这些帮助可以解决患者的功能需要，则应在评定加以注明。此外，各种评定量表是功能限制评定的常用工具之一，如目前广泛使用的功能独立性量表（FIM）等，能够可靠地反映活动受限的性质和程度，为临床康复提供依据。

（三）确定功能受限制因素

限制因素影响人的功能的高水平发挥，这些因素有性质、程度等的不同。一般来说，受限制因素的性质决定功能障碍的恢复程度，通常表现为器质性病变则一般较难完全恢复，功能性病变恢复则相对较为容易。例如，颈部疼痛若因落枕引起，一般情况下比颈椎骨折引起的恢复起来要容易些，预后也相对较好。另外，限制因素对功能障碍的影响，可大可小，可长可短，也可是内在的或者外在的。如肿瘤压迫输尿管，引起肾功能受损，这时肿瘤的大小、质地、压迫时间长短等都很关键，如果压迫情况很快被解除，肾功能可以很快完全恢复，若压迫时间过长，则有可能造成肾功能不可逆的损害。限制因素也有内在与外在之分。内在的限制因素如疾病或创伤所造成的损害，例如三角肌萎缩无力致外展受限。外在限制因素如环境（交通工具、上下阶梯、公共场所的无障碍设施、雇主的态度）以及单位对工作者的用工限制等。

限制因素往往较为复杂，但有些可以解除，一旦解除，功能障碍随之能够较好恢复。如颅内占位性病变解除，肢体功能障碍可以得到恢复。因此，确定受限因素十分重要。但有时即使能确定功能障碍的受限制因素，也很难改变或矫治，而且在可解除的受限制因素解除后，可能会引入新的限制因素。例如，对晚期肺心病患者，想恢复其肺功能是很困难的，即使能做肺移植或心肺移植手术，也会出现免疫排斥反应。所以，限制因素的评定应有全方位的考虑。

（四）以 ICF 体系作为功能障碍评定的基本框架

ICF 框架体系是 WHO 颁布的国际通用的在个体和群体水平上描述和测量健康的理论性框架结构，分别从身体功能或结构、活动受限和参与局限三个层面对功能障碍提出标准评定方法和相关量表。它与传统的评定方法有所不同，除了对身体的结构和功能、个体的日常生活活动进行评定外，还可评定受试者的活动表现与社会参与性以及环境因素对受试者造成的影响，且涉及的身体结构与功能信息更全面系统。下面介绍了三种病损情况的 ICF 体系评定。

1. 脑卒中康复评定示例　脑卒中康复评定见表 6-10。

表 6-10　脑卒中康复评定

项目	评定水平	评定内容
身体结构与功能	身体水平	身体结构评定包括脑卒中的病变部位和大小。部位，如大脑、小脑、脑干、大脑前动脉、大脑中动脉等；大小，如头颅 CT、MRI 等测量的结果；身体功能评定包括精神功能、感觉功能、吞咽和语言功能、神经肌肉功能和运动相关功能等多方面的评定
活动情况	个体水平	主要以日常生活活动能力（ADL）评定
参与情况	社会水平	工作、学习、社会活动等方面情况
情景性因素	环境因素	自然环境、社会环境、家庭环境支持情况等
	个人因素	年龄、生活习惯、行为方式、教育水平、心理素质等

（1）身体水平-身体结构和功能评定　①身体结构评定：脑卒中及脑损伤的病变部位和大小，脑血管异常情况等。头颅 CT、MRI 等检查也可相应使用，其他可能需要评测的结构有骨骼肌肉系统等；②身体功能评定：脑卒中后的损伤主要涉及 ICF 所描述的精神功能、感觉功能、言语功能、神经肌肉功能和运动功能等。在临床康复中，需要先进行神经、肌肉、骨骼系统的检查，以便及时发现相应的功能障碍。此外，应选择标准化量表进行损伤评定。

（2）个体水平-活动情况评定　在 ICF 框架体系中，由于日常生活活动能力（ADL）的评测对患者个人、家庭和社会都有影响较大，故目前使用仍以 ADL 评测为主。ADL 评测主要包括三个方面的内容：①移动，床上的运动（如移动位置、翻身、坐起等）、转移、坐、站立、步行、与劳动有关的运动（如弯腰、跪、蹲、驱动轮椅、上下楼梯等）；②生活自理，进食、梳妆、洗漱、穿衣、如厕、交流等；③家务，做饭、清洁卫生、理财、使用电话、洗衣服等。

（3）社会水平-参与情况评定　参与情况包括对学习、工作、社会活动等方面的性质、程度进行评定。每个患者的个性、兴趣爱好、心理素质不同，学习、工作类别、方式不同，参与水平自然有所差异。同时，地方经济和社会发展水平对参与水平的影响很大。如同样的功能障碍性质和程度，患者的参与水平在发达地区高于落后地区，因为发达地区会根据不同人群的要求（包括残疾人）进行环境改造、设施配套及无障碍设计等。

（4）情景性因素评定　这一评定对脑卒中的康复具有重要影响，既能影响其恢复或接受某项治疗，如并发症，也可对患者的后期效果产生影响，如从亲朋好友中获得社会支持，还能影响对部分辅助器具的选用或环境改造等。评定脑卒中患者的情景因素应包括以下几点：①患者自身因素特点，如年龄、性别、教育水平、职业、生活习惯、患病前的功能水平等；②家庭和护理人员因素，可以从家庭成员中获得有力的支持；③居住的环境和社区因素，如家庭的居住条件、社区的便利程度等；④社会的宽容程度、无障碍设施建设情况、社会提供的福利措施和工作环境等。

2. 截肢康复评定示例　患者，男，15岁，中学生，因车祸而截去右小腿下段，住院50天，待家休养2月。按照 ICF 进行评定，会更加全面准确，因为有些患者的社会参与水平与环境设计、社会支持度有很大关系。截肢康复评定见表6-11。

表6-11　截肢康复评定

项目	评定水平	评定结果
身体结构与功能	身体水平	身体结构评定：截肢部位是右小腿下段，其余部位完好 身体功能评定：患者害怕到公众场合而不敢外出（精神功能），右小腿中下段幻肢痛（感觉功能）
活动情况	个体水平	依靠拐杖在家中移动，穿衣、饮食、洗漱、洗澡、如厕等日常生活运动基本正常，能够在家学习文化课程
参与情况	社会水平	学校学习暂停，社会活动范围较小（邻里间活动为主，不敢外出逛街、超市购物等），未参加工作
背景因素	环境因素	学校可以接纳其去上学，社会无歧视残疾人的行为规定，家庭支持安装假肢等
	个人因素	个人心理素质不佳，一直担心他人用异样眼光看待等

3. 脊髓损伤康复评定示例　脊髓损伤是由各种原因引起的脊髓结构、功能的损害，造成损伤水平以下的运动、感觉、反射和自主神经功能等发生障碍。颈段损伤常引起四肢瘫，颈段以下损伤常引起截瘫，两者均可伴有大小便功能障碍。脊髓损伤康复评定见表6-12。

表6-12　脊髓损伤康复评定

项目	评定水平	评定结果
身体结构与功能	身体水平	身体结构评定：明确脊髓损伤的部位，如颈部脊髓、胸部脊髓、腰骶部脊髓或者圆锥马尾等，损伤部位大小，如脊椎的 CT 测量和脊髓 MRI 的检查结果 身体功能评定：神经肌肉功能等运动功能、消化功能、代谢和分泌功能、泌尿生殖功能、感觉功能、精神功能等
活动情况	个体水平	家庭日常生活活动（穿衣、饮食、洗漱、洗澡、如厕、移动等）情况，楼道活动情况，轮椅或拐杖使用情况等
参与情况	社会水平	社区活动，社会活动范围（观看影剧、超市购物、走亲访友等活动），参加工作情况
背景因素	环境因素	助行器和轮椅的使用、社会环境（体制、政策）、家庭支持情况等
	个人因素	教育水平、心理素质、意志毅力等

从以上论述可以看出，ICF 框架体系能够从整体上更全面地指导功能障碍的评定，使功能障碍的评定更加清晰、有条理，从身体结构和功能层面、活动层面和参与层面分析，能更为全面、有机和客观地对功能障碍进行评定。

三、功能障碍的康复治疗

功能障碍的转归有两个不同的结果。第一种结果是由于个人因素或环境因素的改善而朝着好的方向发展，障碍减轻、功能改善；第二种结果是由于个人因素或环境因素不利而继续向坏的方向转变，障碍进一步加重。功能障碍的患者能否接受科学正规的康复治疗，是其功能障碍能否向好的方面转归的重要因素。功能障碍的处理可因疾病、功能限制和个体因素的不同而变化，但康复治疗计划的制订和实施应包括以下五个基本原则。

（一）明确临床症状的处理与功能障碍恢复的关系

康复治疗计划的制订和实施首先要求明确临床症状与功能障碍的关系。功能障碍常常是多重的，临床上一定要对功能障碍的恢复区分缓急进行处理。对急性功能障碍患者，要及时处理，否则会延误成永久或不可逆的功能障碍，甚至危及生命。例如，一位完全性脊髓损伤的患者，损伤平面以下肢体的感觉和运动功能的恢复，就不宜投入过多的资源；对急性脑出血患者，应先进行止血、降颅压、吸氧、严密观察病情，病情稳定后再进行功能训练。

对一些突发性、不可逆转的功能障碍（如脊髓损伤、脑卒中等所致的截瘫和偏瘫等），有必要帮助患者降低期望值，帮助患者度过突发功能障碍导致的心理改变的各个阶段（即震惊、否认、抑郁、对抗独立、适应等），能够正确面对现实。帮助患者制订切合实际的康复目标，进行教育、辅导和训练，并协调康复治疗小组（包括患者及其家庭）多学科的合作，争取最大限度地恢复丧失的功能。

对一些渐进性疾病（如进行性肌营养不良或多发性硬化症），随着病情的进展而出现功能能力的进行性下降，应相应地调整康复计划，目标应以减缓功能下降的速度与程度为主。对于一些确实难以精确评定的功能障碍，只做粗略估计。如果患者功能障碍的程度较预期严重，康复专业人员应调整患者的期望值，而不应制订与现实不符的康复目标。

（二）减少内在限制因素的原则

限制性因素是指在功能障碍的康复治疗中对功能障碍的恢复起负面作用的各种因素。在 ICF 框架体系中，把影响疾病和健康分类的背景性因素分为个人因素和环境因素，即限制性因素。一般来说，个人因素为内在限制因素，环境因素为外在限制因素。个人因素是个体生活与生存的特殊背景，由不属于健康状况或健康状态的个人特征所构成，包括教育、职业和习惯教养等。内在限制因素是指个人因素中与个体相关的而对功能障碍恢复起负面作用的相关因素，包括患病情况、残损情况及患者年龄、性别、社会阶层、生活经历等。很多残疾人，早期往往有自卑感、孤独感及焦虑抑郁、敏感多疑等，所以康复工作者态度要诚恳、和蔼，给予其更多的人文关怀；另外可通过了解有关身残志坚者感人事迹的材料，鼓励他们克服困难，重新树立生活的信心和勇气，争取最大程度的康复。

许多内在限制因素可以通过各种康复治疗手段（如患者教育、行为矫正、药物治疗、物理治疗和手术等方式）进行干预，以减轻或消除这些因素，从而达到功能障碍康复治疗的目的。

（三）减少外在限制因素的原则

外在限制因素是指 ICF 体系中与环境有关，对功能障碍恢复起负面作用的相关因素，包括物理环境（如自然环境、人工建造环境、物件等）、社会环境（如他人的态度、法律、社会体制、经济情况、人文环境等）。外在性限制因素不但可以在身体功能和身体结构层面影响功能障碍的康复治疗，而且在个体活动和参与层面也可以影响功能障碍康复治疗。有障碍或缺乏有利因素的环境将限制个体的活动表现；有促进作用的环境则可以提高其活动表现。另外需注意，外在性限制因素常属于物理环境和社会环境问题，一般要通过社会工作者、康复小组及非个人的形式（如政府、组织等）等共同努力，最大限度地克服困难并加以解决，因此耗时也相对较长。

（四）使用必要的辅助器具

疾病或损伤常常导致功能障碍，使患者不能独立完成日常活动、学习或工作。因此，需要一些专门的器具来加强其减弱的功能或代偿其丧失的功能，这些器械统称为功能性辅助器具。使用必要的辅助器具通过代偿或补偿的方法来矫治畸形、弥补功能缺陷和预防功能进一步退化，使患者能最大限度地实现生活自理、回归社会，是帮助功能障碍者改善功能的一种行之有效的方法。但选配和使用不当也可对功能障碍的康复和减轻起负面作用。因此，康复工作者需要提高对辅助器具的认识，选择辅助器具时应注意其与残疾人身体结合的部分必须相适应，制作材料应当结实耐用、无毒无害，并且要适时调整和更新。具体包括：①使用前准备，包括功能障碍的评定、患者意愿、购买费用、制作准备、选配前训练、处方的开出等；②适配，最好的辅助器具是适用的辅助器具，并非技术越高越好，价格越贵越好。这种适配包括因人适配、个性化适配及专业适配等；③使用训练和评定，正确引导辅助器具的使用，科学训练并给予评定，并进行按需调整；④随访，使用过程中及时随访以便对可能出现的情况作出处理。

各类辅助器具，如轮椅、助行器、拐杖等，能够帮助残疾人补偿功能，改善条件，减轻家庭的负担，最大限度地参与社会生活。

（五）ICF体系作为功能障碍康复计划制订的基本框架

康复医学的主要任务包括功能障碍的预防、诊断、评定、治疗及处理。康复工作的主要目的是让个体尽可能地不发生残疾或降低残疾程度。针对功能障碍的原因、性质和程度等，依据科学的手段尽可能地把功能障碍降到最低，最大限度地恢复残疾人在生理、心理和社会生活方面的功能，改善生活质量，促进其融入社会。ICF提出了新的残疾模式，为我们发展康复事业等提供了理论基础和分类方法。这一理论模式也为现代社会的功能障碍康复计划的制订提供了基本框架。

以听力语言残疾康复治疗为例，根据ICF模式评定的结果制订康复治疗计划，从6个方面进行。①听力语言功能的康复治疗，由听觉言语治疗师实施，进行听觉技能、语言接受和表达能力的训练；②日常生活能力的提升，由作业治疗师实施，进行衣、食、住、行、个人卫生等日常生活活动训练；③社会参与度和社会参与能力的提升，由康复工作小组成员、家庭（成员）和社区社会各类相关组织机构共同协作完成，降低对无障碍环境依赖程度及进行必要的环境改造；④个体自信心的提高和对康复满意度的提高，由心理治疗师或康复心理专家实施，可以采取集体心理疗法、个体心理疗法、行为疗法、家庭疗法等心理康复方法。⑤针对病损本身或其他临床问题进行相应的临床处理，由临床医师、物理治疗师、康复护士等协作完成。

（李琳慧）

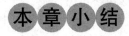

本章小结

本章主要介绍了残疾的相关概念、致残原因、残疾的分类；介绍了残疾的评定、康复与预防；介绍了基于ICF的功能障碍评定与康复。

残疾是指因外伤、疾病、发育缺陷或精神因素造成明显的身心功能障碍，以致不同程度地丧失正常生活、工作和学习能力的一种状态。广义的残疾包括残损、残障在内，成为人体身心功能障碍的总称。残疾学是以残疾人及残疾状态为主要研究对象，专门研究残疾的发生原因、流行病学特征、表现特点、发展规律、结局，以及残疾的评定、康复与预防的学科。

关于残疾的分类，主要介绍了国际残损、残疾与残障分类（ICIDH）和国际功能、残疾与健康分类（ICF），以及我国根据现有国情制定的中国残疾分类标准；介绍了残疾的三级预防及其内涵。

关于功能障碍，本章中按照 ICF 三个构成成分（身体功能和结构、活动、参与）中的有关的内容，分别介绍了残损、活动受限、参与局限、相关功能障碍的康复评定与康复治疗。

扫码"练一练"

习 题

一、选择题

1. 下列情况中属于肢体残疾的是（ ）

    A. 单手拇指以外其他四指全缺失

    B. 一侧保留足跟而失去足的前半部者

    C. 双下肢不等长，差距小于 5 厘米者

    D. 小于 70 度的驼背或小于 45 度的脊椎侧凸

2. 下列情况一定属于残疾的是（ ）

    A. 独眼   B. 单耳失聪

    C. 两岁幼儿不会说话   D. 单小腿缺失

3. 下列关于残疾的描述，正确的是（ ）

    A. 只是医学问题   B. 只是社会问题

    C. 不仅是医学问题，更是社会问题   D. 残疾不可预防

4. ICIDH 的应用不包括（ ）

    A. 残疾人   B. 健康人

    C. 老年人   D. 临床期病人

5. ICF 更重视（ ）对残疾的影响

    A. 环境因素   B. 心理因素

    C. 临床疾病   D. 康复干预

6. 下列关于疾病与残疾的关系错误的是（ ）

    A. 残疾与疾病相同，没有区别

    B. 疾病可导致残疾，但残疾不一定就是疾病或伴有疾病

    C. 残疾可以与疾病无关

    D. 残疾可以与疾病同时存在

7. 下列关于致残原因，描述错误的是（ ）

    A. 遗传因素   B. 意外伤害

    C. 理化因素   D. 与心理行为因素无关

8. 我国残疾是按照（ ）分类

    A. 结构   B. 组织

  C. 发生部位   D. 功能

9. 残疾一级预防的目的是（   ）

  A. 增进健康   B. 恢复功能

  C. 维持正常的生活   D. 减轻或防止病损

10. 康复三级预防的内容（   ）是正确的

  A. 预防麻疹的发生   B. 预防乙型肝炎的发生

  C. 预防高血压   D. 预防残疾的发生

11. 预防残疾转换为残障属于（   ）

  A. 一级预防   B. 二级预防

  C. 三级预防   D. 四级预防

12. 关于功能障碍描述不恰当的是（   ）

  A. 指身体不能发挥正常的功能   B. 可以是潜在的或现存的

  C. 可逆的或不可逆的   D. 部分的或完全的

13. 小儿脑瘫的康复原则不包括（   ）

  A. 早发现，早诊断，早治疗   B. 治疗－游戏－教育结合

  C. 自然恢复   D. 注意家属的作用

14. 各种原因所致的身体结构、器官或系统生理功能以及心理功能的异常或缺损对人产生一定程度影响，称为（   ）

  A. 残损   B. 残疾

  C. 残障   D. 残废

15. ADL 指（   ）

  A. 功能障碍   B. 参与局限

  C. 活动受限   D. 日常生活活动

16. 明确脊髓损伤的部位、范围等，是由（   ）评定

  A. 身体   B. 个体

  C. 环境因素   D. 社会

17. 截肢患者依靠拐杖在家中进行日常生活活动，是由（   ）水平决定的

  A. 身体   B. 个体

  C. 环境因素   D. 社会

18. 对前来康复的患者，首先要做的是（   ）

  A. 确定功能受限制的性质及其严重程度

  B. 确定功能限制因素

  C. 确定现存和康复所要求的功能水平

  D. 以 ICF 体系作为功能障碍评定的基本框架

二、问答题

1. 简述致残的原因。

2. ICF 与 ICIDH 的区别主要有哪些？

3. 功能障碍的评定包括哪些内容？

4. 功能障碍的康复治疗计划制订与实施中应遵循哪些基本原则？

5. 活动受限与参与局限两者的联系与区别是什么？

第七章

人体发育学

知识目标

1. **掌握** 人体发育学的定义、生长发育的分期及特征、生长发育的规律；人体在生长发育过程中各时期的发育变化规律及突出特征。

2. **熟悉** 婴幼儿期、儿童及青春期、成年期的发育评定内容，包括生理、运动、言语、认知、心理等各项功能的发育。

3. **了解** 人体发育学的基本理论，学习和研究人体发育学的意义。

能力目标

1. 学会通过问卷、答题和操作等方式掌握体格、运动、心理发育的评定方法及其应用。

2. 能运用人体动态发育的思维评定康复问题。

扫码"学一学"

扫码"看一看"

第一节 人体发育学概述

 案例导入

【案例】

患儿，男，3岁，因不能独立步行入院。患儿为第一胎第一产，孕29周早产，出生时体重1.6kg，有产后窒息史。患儿出生后运动、智力发育与同龄儿童相比滞后。入院时能独坐，不能独站，辅助下可以行走，但呈剪刀步态，双膝屈曲，双足跟不能着地。体格检查：一般情况良好，双手精细动作稍差，双下肢肌张力高，关节活动度差，外展受限。辅助检查：头颅MRI示①胼胝体发育不良伴多微脑回畸形；②脑白质发育不良，脑电图显示广泛轻度异常。

【讨论】

1. 根据人体发育规律及上述检查，该患儿诊断为什么疾病，其依据是什么？

2. 并讨论该患儿康复治疗方法有哪些？

一、人体发育的概念

（一）定义

人体发育学属于发育科学的分支领域，是一门新的学科，是研究人生的发育全过程的科学。研究对象包括人生各个阶段的生理功能、心理功能、社会功能、人格特征等方面。

人体的发育是个体内在的、固有的、潜在的功能随着时间的推移逐渐表现出其相应的特征，是人体结构和功能按着一定规律分化、发育、统合、多样化、复杂化的过程。从胎儿期到青春期的人体发育过程是个体功能逐渐走向成熟的过程，也可以说是个体的发育过程。成人期后直至老年期出现了人体功能的衰退，虽然难以用人体发育的术语理解，但是客观存在的现实，仍属于人生整个过程中的一部分。因此，人体发育学的研究应包括人体的生长和衰退这一人生轨迹的全过程。

（二）概念

人的生长发育是指从成长到成熟的固有的变化过程，是身体、心理、认知、社会等各种功能相互结合并随着时间而变化的过程。生长发育包括成长、成熟两个概念。

1. 生长　是指儿童身体器官、系统和身体形态上的变化，是量的增加，而质的变化被称为发育，是指细胞、组织和器官的功能分化与成熟，其过程无法直接观察到，所能看到的只是生长的过程。因此，发育也是指包含生长在内的到达成熟的过程，是量变和质变的动态变化过程。

2. 成熟　是指生命体的结构和功能成为稳定的、完全发育状态，心理学的成熟是指内在自我调节机制的完成和完善状态，自我调节机制决定了个体发育方向、顺序、显露时间等一系列过程。

二、人体发育的研究范围

人体发育学主要研究人体发生、发育、成熟直至衰亡过程中量变到质变的现象、规律、影响因素以及相关的发育评定，为正确理解各类异常和疾病，制定正确的预防、治疗及康复措施提供理论依据。因此，人体发育学的研究应涵盖以下几个方面。

（一）运动功能发育

运动功能发育是指运动功能随人体的成长而不断分化、多样化、复杂化的过程。运动功能的正常发育是一个有序的不断进行的过程，涵盖不同年龄阶段运动功能的特点，中枢神经系统发育对运动功能的作用等。

（二）心理功能发育

心理功能的发育大概总结为以下三大阶段：婴儿期到青春期的性格形成阶段、成年期稳定阶段、老年期至死亡的衰退阶段。除了生物学意义上的发育与成熟以外，行为变化贯穿于生命的全过程。不同年龄、不同个体具有不同的行为特征。

（三）智能发育

包括能力与智力。能力和智力是个性特征的重要体现，在一定程度上决定着一个人的成就。能力有个体差异，表现为年龄和特殊能力的类型。智力同样存在个体差异，表现为对复杂事物的认识程度、领悟能力和分析解决疑难问题时的正确性、速度及完善程度。从医学角度看，能力的鉴别有助于帮助我们了解脑功能和器质性疾病方面的问题。

（四）社会功能发育

主要指社会知觉、人际吸引、人际沟通以及人际相互作用。社会功能的健康发育，对于积极健康的人生十分重要。

（五）发育评定

通过不同方法及手段，对生长发育的水平、趋势、速度、过程、规律和特点等进行观察与研究并作出评定。通过评定，不仅可以了解个体与群体生长发育状况，而且可以发现功能障碍，为制定详细的康复治疗计划，实施正确的康复治疗技术，评判康复疗效提供科学依据。

三、研究人体发育的意义

人体发育学是以人的整个一生发展过程为研究对象的，其发展研究需要采用多学科交叉结合的方法开展，并为多学科提供理论依据。康复医学治疗技术的建立与发展，以人体结构和功能发育为理论基础，与人体发育学密不可分。学习与研究人体发育学，对于提高和促进康复治疗技术向更高水平发展具有重要临床意义。因此，研究人体发育学的意义主要包含以下几个方面。

（一）促进人体发育科学新理念的形成

人体发育学的研究应该立足于生物、心理、社会三个层面上分析整个人体结构和功能，应避免仅从不同层面、不同阶段、不同领域进行研究，这样会失之偏颇。人生的发展过程除了身体在生物意义上的成长和成熟以外，还有心理、社会功能的变化，这也是康复医学的基本理念，是人体发育科学的新观点。

（二）促进正常发育

通过系统了解和探索人生不同阶段的生长发育特征及规律，探索各种特征与规律之间的相互关系及其内在与外在的影响因素，采取科学的监测与评定方法，早预防、早发现、早诊断、早干预，促进正常发育，提高生命质量。

（三）促进发育监测管理及评定技术

发育监测管理及评定技术的发展，几百年以来主要依据发育心理学，目前还没有全面体现人体发育特点的监测管理和评定方法。21世纪，伴随着科学技术的高速发展及人类对于生命质量提高的苛求，对于人体发育学的学习和深入研究，将为监测管理和评定技术的发展提供更为全面、系统的理论依据，从而促进发育监测管理及评定技术的发展。

（四）促进康复治疗技术的发展

人体发育学的研究为康复治疗技术提供了理论依据，康复治疗技术大致可归为三大类：运动疗法（PT）、作业疗法（OT）以及言语治疗（ST）。这些康复治疗技术的建立和发展都是以人体各种功能发育为理论基础的，与人体发育学密不可分。运动疗法中常用的 Rood 技术、Bobath 技术、Brunnstrom 技术、神经动态稳定技术（DNS）以及本体感觉促进技术（PNF）等神经肌肉促进技术，是治疗中枢神经损伤患者肢体功能障碍的重要手段，不了解神经系统的正常发育规律，就不可能正确应用这些技术。学习和研究人体发育学，还有助于在治疗中正确认识患者的心理状态，使康复治疗更加人性化、个体化。因此，只有全面了解人体发育规律，才能更好地促进康复治疗技术向更高水平的发展。

四、正常发育规律

人体发育学从康复医学的角度研究人体的正常发育规律，一般着重于运动发育和心理社会发育两大方面。熟悉正常人体的发育规律对残疾人生理、心理和社会功能进行正确的评估，对帮助患者最大限度地恢复其功能，指导全面康复具有重要意义。

（一）生长发育的分期及特征

人的生长发育具有连续、渐进的特点，不应被单独割分认识。在人的生命全过程中随着年龄的增长，人体将发生量和质的变化，形成了不同的发育阶段。在这一过程中根据各阶段特点划分为八个年龄阶段，如图 7-1 所示。

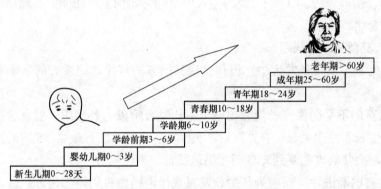

老年期>60岁
成年期25~60岁
青年期18~24岁
青春期10~18岁
学龄期6~10岁
学龄前期3~6岁
婴幼儿期0~3岁
新生儿期0~28天

图 7-1 人体发育的八个阶段

1. 胎儿期 从受精卵形成到胎儿娩出前为胎儿期，共 40 周，胎儿的年龄即胎龄。此期是个体出生前身体结构和功能在母体子宫内发育的重要时期，其影响是长期的。

2. 新生儿期 自胎儿娩出脐带结扎至生后 28 天之前，此期的小儿脱离了母体而独立生存，所处的内外环境发生了根本变化，适应能力尚不完善，加之如果有出生前和出生时的各种不利因素，发病率和死亡率都很高，先天畸形也常在此期被发现。

3. 婴儿期 自出生至 1 周岁之前为婴儿期。此期是小儿生长发育最迅速的时期，对营养的需求量相对较高，但各器官系统生长发育不够成熟，尤其是消化系统的功能不完善，容易发生营养和消化紊乱。来自母体的抗体逐渐减少，自身免疫系统尚未完全成熟，抗感染能力较弱，易发生各种感染和传染性疾病。

4. 幼儿期 自 1 周岁至满 3 周岁之前为幼儿期。此期主要特征：①体格发育速度较前稍减慢；②智能发育迅速；③开始会走，活动范围渐广，接触社会事物渐多；④语言、思维和社交能力的发育日渐增速；⑤消化系统功能仍不完善，营养的需求量仍然相对较高；⑥对于危险事物的识别能力和自身保护能力有限。

5. 学龄前期 自 3 周岁至 6 岁入小学前为学龄前期。此期主要特征：①体格发育稳步增长；②各类感觉功能已渐趋完善，空间知觉和时间知觉逐渐发育；③智能发育更加迅速，理解能力逐渐加强，好奇、好模仿；④可用语言表达自己的思维和感情，思维活动主要是直观形象活动；⑤神经系统兴奋过程占优势，抑制力量相对较弱；⑥与同龄儿童和社会事物有了广泛的接触，知识面扩大，自理能力和初步社交能力得到锻炼；⑦初步对自己的性别有所认识。

6. 学龄期 自 7 岁入小学开始至 10 岁为学龄期。此期主要特征：①体格生长速度相对缓慢；②认知功能继续发育，智能更加成熟，可接受系统的科学文化教育；③思维过程开始由具体形象思维向抽象逻辑思维过渡；④情感的广度、深度和稳定性都较前提高，较高级的情感开始发展；⑤意志方面开始有了一定程度的自觉性、坚持性和自制力，但还不稳定；⑥个性逐渐形成。

7. 青春期　一般从 10 岁到 18 岁，此期主要特征：①体格生长发育再次加速，出现第二次突增高峰（peak height velocity，PHV）；②生殖系统发育加速并渐趋成熟；③认知功能继续发育，注意、记忆、知觉和思维能力都有长足的进步，思维活动已能摆脱具体事物的束缚，进入抽象逻辑思维的阶段；④个性的形成自我探索、自我发现和个人价值观的形成，人生观和世界观的形成；⑤随着性的成熟和第二性征的出现，心理上发生变化。

8. 成人期　18 岁以后为成人期，又分为青年期（18～24 岁）、成年期（25～60 岁）和老年期（60 岁以后），是人生过程中最为漫长的时期。此期生理功能、心理功能以及社会功能都发生巨大变化。

（二）生长发育的一般规律

小儿虽然处于不断生长发育中，但却呈现其固有的规律，即发育的不平衡性、渐进性和个体性。

1. 生长发育的不平衡性　表现为在整个生长发育阶段，各组织、器官遵循一定规律，不以同一速度生长和停止生长，有先有后，快慢不一。脑的发育最早，5 岁时脑的大小及重量已接近成人，而性器官则要到青春期才迅速发育。

2. 生长发育的渐进性　表现为其生长发育规律遵循由头到尾、由近到远、由粗到细、由动到静。出生后运动发育的规律是先抬头、后抬胸，再会坐、立、行，这种从上到下的发育规律又称头尾发育。由近到远是指从上臂到手、从腿到脚的活动。由粗到细表现为小儿从全手掌抓握到手指抓握。由动到静是指小儿活动时，先学会抓的动作，后才学会放下、坐下及停步等静的动作。

3. 生长发育的个体性　生长发育虽然按照一定规律发展，但在一定程度上受遗传和环境因素影响，表现出相当大的个体差异，这种差异随年龄的增长而更加明显。

（三）生长发育的影响因素

儿童的生长发育是在复杂的环境因素和先天因素相互作用中实现的，因此影响生长发育的因素可归纳为遗传因素（内在因素）和环境因素（外在因素）两大类。

1. 遗传因素　细胞染色体所载的基因是决定遗传的物质基础。父母双方的遗传因素决定儿童生长发育的"轨迹"，或特征、潜力、趋向。严重影响生长的产前遗传代谢性疾病、内分泌障碍、染色体畸形等均与遗传直接有关。

2. 环境因素　环境的影响对于儿童的生长发育占有更为重要的地位，在采取有助于生长和协调发育的措施时必须考虑到环境因素。应包含以下 4 部分：①营养因素；②疾病因素；③母孕期因素；④家庭和社会因素。

扫码"学一学"

第二节　发育评定

儿童发育评定包括体格、运动、神经心理等各种能力及特征的测验。通过问卷、答题和操作等方式，测查儿童的体格、运动、神经心理等特征，有利于诊断、疗效评定和指导康复。

一、体格发育评定

儿童体格生长发育评定包括发育水平、生长速度及均匀程度三个方面。各项指标的测量，必须应用统一、准确的工具和方法。

1. 标准值（参考值）的建立 为了确定个体或群体儿童的生长是否正常，需要提供生长的客观数据以供比较。我国目前常用九市城郊正常儿童体格发育衡量数据（7岁以下）和全国学生体质与健康调研数据（7岁以上）作为参照值评价个体和群体儿童的生长状况，常采用世界卫生组织推荐的国际生长标准（NCHS/WHO）对群体儿童进行国家间或国际比较。

2. 生长速度 每次对小儿的体重或者身高测量后，要进行动态轴向观察（比如生长监测），看其每月生长发育是否正常。这种连续纵向的测量观察，可以跟随孩子的生长轨迹，及时发现生长偏离（增长过快、过慢或者不增长）情况，早期采取干预措施。

3. 均匀程度 对小儿体重、身高等各项指标之间的关系进行评估，例如，医生通过对小儿的坐高/身高比值进行评估，可以看出小儿下肢的发育是否正常，以此评价孩子的身材发育是否匀称。用孩子的体重（kg）/身高（cm）即 KAUP 指数，来评价孩子是否太胖或者太瘦等。

4. 发育水平 也叫横断面测量比较，是表示该儿童在同质人群中所处的位置，通常以等级表示其结果。它仅表示该儿童已达到的水平，不能说明过去存在的问题，也不能预示该儿童的生长趋势。

扫码"看一看"

二、运动发育评定

依据小儿运动发育规律、运动与姿势发育的顺序、姿势控制、姿势转换、肌张力、关节活动范围、骨骼正常解剖位置、反射和姿势反应等特点，综合判断是否存在运动发育落后、运动障碍及运动异常。临床可采用较为公认、信度、效度好的评定量表，如格塞尔发育诊断量表、贝利婴儿发育量表、粗大运动功能评定量表（GMFM）、Peabody 运动发育评定量表（PDMS）、GM Trust 全身运动评估（GMs）、Alberta 婴儿运动量表（AIMS）、功能性独立性评定（FIM）儿童用量表（WeeFIM）等。对于精细运动的评定还可选用上肢技能测试量表（the quality of upper extremity skills test，QUEST）等。

三、神经心理发育评定

儿童神经心理发育水平评定是对儿童在感知、运动、语言和心理等过程中的各项能力进行评定，判断儿童神经心理发育的水平。评定需由专门训练的专业人员根据实际需要选用，不可滥用。

（一）筛查性测验

筛查性测验是用简单的试验项目，在较短时间内把发育可能有问题的儿童从人群中筛查出来，有较高的可靠性，但不能测出智商和发育商，不能作出精神发育迟滞的诊断。

1. 丹佛发育筛查测验（DDST） 此表发表于 1967 年，是由美国的小儿科医生弗兰肯伯格（Frankenberg）和心理学家道兹（Dodds）制定的。他们从十多种婴儿发育测验和幼儿智力测验中选出了 103 个项目，分为个人社会、精细运动与适应性行为、语言、大运动 4 个方面，适于 0～6 岁的儿童。其目的在于筛选出而非诊断，筛选出一个智力落后的大致范围，然后针对可疑的落后者再进行诊断性检查。

2. 绘人测试 适用于 5～9.5 岁儿童。要求被测儿童依据自己的想象绘一全身正面人像，以身体部位、各部比例和表达方式的合理性计分。绘人法测验结果与其他智能测验的相关系数在 0.5 以上，与推理、空间概念感知能力的相关性更显著。该法可个别测验，也可进行集体测验。

3. 图片词汇测验（PPVT） 是由美国心理学家 L.M.邓恩于 1965 年发表的，可供 2.5 岁到 18 岁的儿童使用，有 150 组黑白图片组成，测试小儿的一般能力。每组四幅图印成一张图片，共计为 150 个词汇，试题分为 A、B 两套平行图，每一张图片的四幅图中有一幅图代表一个 A 式词汇，一幅图代表一个 B 式词汇。测试时用 A 式或 B 式试题，当主试说一个词时，被试指出与所说词汇相符的图来。邓恩认为此方法可以通过听觉词汇来测试语言智能。这种测试方法只需要 10～15 分钟，操作特别方便，可用作筛查智力落后儿。

（二）诊断性测验

诊断性测验是用周密严谨的方法和测验项目测出发育商或智龄和智龄商，但费时较多，主试人员须经过训练。

1. 格塞尔发育诊断量表（GDDS） 1940 年正式提出格塞尔发育诊断量表，适用于 4 周至 3 岁的婴幼儿，从粗大运动、精细动作、适应性行为、言语、个人-社会行为 5 个方面对婴幼儿进行测查，结果以发育商（QD）表示。

2. 韦氏学前及初小儿童智能量表（WPPSI） 适用于 4～6.5 岁儿童。通过编制一整套不同测试题，分别衡量不同性质的能力，将得分综合后可获得儿童多方面能力的信息，较客观地反映学前儿童的智能水平。

3. 韦氏儿童智能量表修订版（WISC-R） 适用于 6～16 岁儿童，内容与评分方法同 WPPSI。

4. 贝利婴儿发育量表（BSID） 1969 年发表，适用于 2 个月到 2.5 岁的婴幼儿，包括精神发育量表、运动量表和婴儿行为记录。

（三）适应性行为评定

目前用于儿童行为评定的量表种类繁多，可以表示损害的严重程度，也可以表示能力的高低；有的可以用于筛查，有的也可以用于诊断。

1. 新生儿行为评定量表（NBAS） 是目前唯一适用于出生 0～30 天新生儿的行为测查量表。包括 6 大类、27 个子项目，项目按 9 等制评分，一般说，中间的等次为正常反应，两端的都属于偏离正常。该量表的目的在于诊断和预测新生儿的发育水平和状况。

2. 新生儿 20 项行为神经测定（NBNA） 是我国鲍秀兰教授根据 Brazeton 新生儿行为评定量表和法国阿米尔-梯桑（Amiel-Tison）新生儿神经运动测定方法的优点，结合自己的经验建立的，包括 5 个部分：行为能力（6 项）、被动肌张力（4 项）、主动肌张力（4 项）、原始反射（3 项）和一般评估（3 项）共 20 项；3 个分度：0 分、1 分和 2 分，满分 40 分。

3. 十四种人格因素问卷（CPQ） 是由美国印第安纳州立大学波特博士同伊利诺州立大学人格及测验研究所卡特尔教授一起编制而成的，适用于 8 到 14 岁的中小学生。测验内容包括乐群性、聪慧性、稳定性、兴奋性、特强性、轻松性、有恒性、敢为性、敏感性、充沛性、世故性、忧虑性、自律性、紧张性共十四种人格因素。十四种人格因素是各自独立的，每一种因素与其他各因素的相关极小。因此，每一种因素的测量都能使主试对受试者某一方面的人格特征有清晰而独特的认识，更能够对被试人格的十四种不同因素的组合作出综合性的了解，从而全面地评价儿童的人格。

4. 艾森克人格问卷（EPQ） 是由英国心理学教授艾森克及其夫人编制，此表是适用于7～15 岁儿童的儿童版，从几个个性调查发展而来。相对于其他以因素分析法编制的人格问卷而言，它所涉及的概念较少，施测方便，有较好的信度和效度，是国际上最具影响力的心理量表之一。

5. 婴儿-初中学生社会生活能力量表 是我国对日本 S-M 社会生活能力检查的修订版，适用年龄为 6 个月～15 岁，用于评定儿童社会生活能力，协助精神发育迟滞的诊断与分级。

第三节 婴幼儿期发育

扫码"学一学"

一、生理发育特点

婴幼儿期可分为新生儿期（0～1 个月）、婴儿期（0～1 岁）、幼儿期（1～3 岁）。新生儿、婴儿与幼儿之间有莫大的联系，为了方便理解，故将其统称为婴幼儿期。婴幼儿期生理发育特点主要表现在八大系统方面。

（一）运动系统

运动系统由骨、关节和骨骼肌组成。婴幼儿的骨骼柔软易弯曲，头部骨骼尚未发育好，骨缝要到 4～6 个月才能闭合，后囟在 3 个月左右闭合，前囟在 1～1.5 岁闭合。脊柱的生理弯曲，一般婴幼儿在 3 个月抬头时出现颈曲，6 个月能坐时出现胸曲，10～12 个月学走时出现腰曲。婴幼儿手部力量小，不能拿重物，6 个月出现骨化中心，10 岁左右 8 块腕骨才全部钙化完成。婴幼儿肌肉的发育是按照从上到下、从大到小的顺序进行的。先发育颈部肌肉，然后是躯干，再到四肢。

扫码"看一看"

（二）消化系统

消化系统包括消化道和消化腺两大部分。婴儿口腔容量小，但唇肌和咀嚼肌发育良好，为吸允动作提供了良好的条件。婴幼儿唾液腺发育差，分泌量极少，口腔比较干燥。3～4 个月时唾液腺唾液分泌开始增加，5～6 个月时显著增多，口底浅，常发生生理性流涎现象。4～10 个月时出牙，2～2.5 岁左右乳牙出齐，共 20 颗。婴幼儿的食管呈漏斗状，黏膜娇嫩，腺体缺乏，容易受损伤。婴儿的胃呈水平位置，开始站立行走时，位置逐渐变为垂直。儿童肠管较长，新生儿肠的长度约为身长的 8 倍，婴儿超过 6 倍，肠壁的屏障功能较差，蠕动能力差。新生儿可分泌少量胰液，3～4 个月时增多，新生儿胰脂酶活性很低，6～12 个月才达到成人水平。

（三）呼吸系统

呼吸系统由呼吸道、肺血管、肺和呼吸肌组成，主要功能是进行气体交换。婴幼儿鼻腔相对短小而窄，鼻黏膜柔嫩并有丰富的血管，感染时鼻黏膜充血肿胀，致使鼻腔狭窄，甚至闭塞，婴幼儿不会张口呼吸，鼻塞会导致烦躁不安、呼吸困难和抗拒吸乳。婴幼儿的咽鼓管较宽，并且直而短，呈水平位，而鼻咽腔开口处较低。婴幼儿的右侧支气管较垂直，异物较易进入右侧支气管。婴幼儿的肺脏富有结缔组织，弹力组织发育较差，肺泡数量少容量也较小，但血管丰富，整个肺脏含气量少而含血量多，故易于感染。

（四）泌尿系统

泌尿系统由肾、输尿管、膀胱和尿道组成，婴幼儿的肾脏是重要的排泄器官。

（五）循环系统

循环系统由心脏和血管组成。婴幼儿时期心脏体积相对较成人稍大，但其与身体的比例随年龄的增加而下降。新生儿心脏重 20～25g，1～2 岁达 60g，较新生儿时期增加两倍多。婴幼儿出生时心脏的迷走神经发育尚未完善，故迷走神经中枢紧张度较低，交感神经占优势，对心脏抑制作用较弱。

（六）神经系统

神经系统由脑、脊髓以及周围神经系统组成。婴幼儿期脑发育迅速，刚出生时脑重量平均为 350g，1 岁时可达 950g，6 岁接近成人水平，达 1200g。刚出生时婴儿的神经细胞缺乏髓鞘，因此兴奋传导易波及邻近神经而引起泛化现象，许多动作不精确。通常到 4 岁时完成神经纤维髓鞘化。小脑的发育晚，到 3 岁左右小脑功能才逐渐完善。

（七）内分泌系统

脑垂体位于颅腔底部，被称为"内分泌之王"。脑垂体有两个发育最快的时期，一是 4 岁前，二是青春期。在一昼夜间，生长激素白天的分泌量少，儿童入睡后分泌量最多。

（八）感觉系统

感觉系统包括感受器、神经通路以及大脑中和感知觉有关的部分。婴幼儿期的皮肤保护功能差，皮肤细嫩，角质层薄，细菌容易入侵，易感染。婴幼儿皮肤新陈代谢快，分泌物多，需经常清洗。皮肤的散热和保温能力都不及成人，容易受凉或中暑，但婴幼儿皮肤渗透作用强。5 岁前的儿童由于眼睛发育不完善，容易造成儿童的生理性远视。其眼睛调节能力强，但眼睛容易近视。婴幼儿的耳咽管短、管径宽、呈水平位置，上呼吸道的细菌、病菌等病原体容易从耳咽管进入中耳，引起中耳炎。婴幼儿对声音敏感，当声音达到 60 分贝时，就会引发呼吸的改变。

二、运动功能的发育

婴儿出生后 1 年以内以卧位、坐位、屈膝立位到站立等姿势运动发育为主，1 周岁以后到 6 周岁内进入了步行、上下楼梯、跨越障碍物、单腿站立、跑、跳等转移、移动运动能力发育阶段。1 周岁以内的姿势运动发育对以后移动运动能力的发育具有重要的作用。

姿势运动发育分为 4 个时期，即姿势维持期、移动准备期、屈膝坐位期、屈膝站位期。移动运动发育分为 2 个时期，即双足步行期和步行后的运动能力发育期。各个时期均有特征性的姿势和移动运动形成。掌握了发育规律与机制，即增强了对运动发育中出现的各种病理性的异常运动模式的早期发现与处理能力。

（一）姿势运动发育

1. 姿势维持期（生后 1～3 个月） 最初 3 个月的运动发育是使头部能够竖直并保持对称性姿势。刚从母体分娩出来的新生儿最先面临的是生存问题，生理性屈曲姿势和原始反射是适合其生存的生来就有的机制。

在姿势维持期，婴儿随着生长发育，经历了屈曲方向、伸展方向这两种类型的反射后，反射回路逐渐减弱，使得屈曲的优势也随之减弱。同时，当处理前庭感觉的大脑结构分化后，婴儿对同一种刺激会出现两种截然不同的反应。如让婴儿俯卧时，由于仰卧位紧张性迷路反射（TLR-P）的存在，使得其全身呈现屈曲卧位状；随着头颈部控制能力的发展，非对称性紧张性颈反射（ATNR）消失，小儿俯卧时头部开始逐渐向上抬起。

2. 移动准备期（生后 4～6 个月） 生后 4～6 个月是为移动做准备的时期。在获得了第一阶段的姿势对称性、抗重力姿势、头和躯干伸展的基础上，婴儿进一步开始向翻身和坐位能力发育。翻身是坐位的必要条件，要完成翻身和坐位动作必须具备以下能力：头颈部控制、与头部分离的四肢躯干的独立运动、下肢髋关节的多轴活动和下肢的分离运动、躯干和骨盆的控制、上肢的支撑能力等。

3. 屈膝坐位期（生后 7～9 个月） 这个阶段是从最早的抗重力姿势——坐位转向更高级姿势的发育时期。从卧位变换到坐位，再从坐位站起，需要经历各种各样的中间姿势，从而获得保持屈膝位姿势的能力。由于四肢位爬行、双膝跪位以及单膝跪位均是以膝关节为支持点的运动，因而屈膝位的动作控制是姿势运动发育的重要阶段。这一时期的移动方式是四肢位爬行。完成爬行动作必须具备以下能力：单手支撑能力、上肢向前方或侧方的保护性伸展反应（降落伞反应）能力、俯卧位的侧方转移与四肢位爬行的平衡能力、骨盆与大腿的支撑能力、下肢的交互运动与上下肢的协调能力、头和躯干的分离运动能力。

4. 屈膝站立期（生后 10～12 个月） 这一阶段是不断训练和加强屈膝位的躯干控制能力而获得站立步行能力的时期。抓扶站立和辅助步行（10～11 个月）是这一时期获得的姿势运动发育的重点。完成辅助步行必须具备以下能力：站立位躯干的完全伸直和回旋、站立位髋关节外展前伸及膝关节前伸、立位时重心向左右侧的转移、踝关节背屈和脚掌足趾的平衡反应、足的迈步支撑反应以及从屈膝位站起的能力。

5. 姿势运动发育小结 婴幼儿行走前的运动发育过程和主要特点。

（1）仰卧位运动 4～5 个月伸手取物，6 个月手、口、眼协调。

（2）俯卧位运动 3 个月可用肘支撑抬头，6 个月用手支撑抬头、抬胸，9 个月腹爬行，10 个月四肢位爬行，11 个月手足支撑高位爬行。

（3）坐位 新生儿期躯干全前倾，2～3 个月半前倾，4～5 个月可扶腰坐，6 个月拱背坐，7 个月独自直腰坐，8～9 个月会扭身坐、双手自由玩耍。

（4）立位 新生儿期以阳性支持反射站立，2 个月无下肢负重，3 个月可见短暂的下肢支撑，4 个月辅助下可见下肢支撑体重，5～6 个月辅助下出现立位跳跃，7～8 个月会自行扶站，9 个月会抓物站立，10 个月会独自站立，11 个月会牵手走，12 个月会独走。

（二）移动运动发育

1. 双足步行期（12 个月后） 姿势运动发育阶段是开始步行的准备阶段。在经历了自我姿势调节、重心独立移动和扶物站立阶段后，进入了步行期。最初开始步行时，可以见到运动学上特有的代偿特征：挑担样步态、缺乏骨盆回旋、宽基步态、全脚掌着地、站立位膝过伸、步速与重心移动不稳定等。

2. 步行后期的运动能力发育 获得了双足步行的能力后，还需要在实际运用中不断练习，使得步行的稳定性和速度不断增加。小儿 1 周岁以后开始了上台阶的动作发育，最初登楼梯时手要抓住栏杆，到 15 个月时能脱离栏杆爬楼梯，逐渐过渡到双足一步一阶梯，到 3 岁左右可以连续双足交替登楼梯。上楼梯时重心的移动和前进的方向是一致的；而下楼梯时，重心的方向是滞后的，前进的方向和重心移动的方向相反。显然下楼梯动作对身体运动的平衡能力要求更高。因此，下楼梯的发育是在 5～6 岁时完成。

三、言语功能的发育

语言是人类最重要的交际工具和思维工具，也是人区别于其他动物的本质特征之一。语言发育也称语言习得，是指个体对母语的语音、词汇、语义、语法等系统要素以及语言运用技能的理解和产生的发育过程。而婴幼儿时期也正是语言发育的关键期。同时、语言发育在婴幼儿认知和社会功能的发生发育过程中起着重要作用。

一般认为，婴幼儿只要能说出有一定意义的、与成人语言一样的词，就说明已开始获得了言语。由于个体之间有着较大的差异，从总体上看，婴幼儿言语发生的时间大约在10～14个月之间。可以从言语理解、言语表达和非言语交流等方面分析婴幼儿言语发生、发展的过程。

（一）婴幼儿言语理解能力的发育

9个月是婴儿言语理解能力真正发生的时间。在此之前后，婴儿对成人言语的理解有着本质性差别。从动作发育的角度研究发现，9个月后的婴儿开始能按照成人的语言吩咐去做相应的动作，如"跟叔叔再见！"（婴儿就会摇摇手）、"欢迎阿姨"（婴儿就会拍拍手）等。但刚开始时成人必须不断重复这种吩咐，并且夸大或突出其语调特征，有时甚至不得不亲自摇手或拍手，才能诱发婴儿的相应动作。这表明此时婴儿言语理解能力还很低下，与相应动作的关系还不大牢固和稳定。

到11个月时，婴儿能对成人的吩咐马上作出反应，有时甚至会对那些根本就不是对他说的话中的某些词做出相应动作。这表明婴儿对言语的理解已经相当稳定和牢固了，能熟练地从言语中拣出自己熟识的语言词汇。

到12个月时，婴儿对词语的理解和表达能力开始相互联系起来，并促进了言语的产生。

到13个月时幼儿已能理解或接受17～97个词语。

（二）婴幼儿言语的发生

一般都以第一批词的产生作为婴儿言语发生的标志。第一批词的产生及其生态学分析婴儿最早可以在9个月时说出第一个有特定意义的词语，最晚则有可能是幼儿到第16个月时才能说出。当然，这第一批词已具备了交流的意义。它们已具有明显的表达性和祈使性功能。如婴儿在拒绝某一物品时说"不"字，就已具备明确的表达功能。婴儿说的"看"和"走"这两个词集中体现了指挥别人行为或动作的功能。

1. 词语（概念）的获得与运用　9～10个月时婴儿说出第一个词语，以后则以每月掌握1～3个新词的速度发展。到15个月时幼儿一般能说出10个以上的词语了。这一阶段（10～15个月）婴幼儿词语的获得过程有以下三个方面的内容：①继续掌握一些场合限定性很强的词；②已掌握的词语开始摆脱场合限定性，获得了初步的概括性意义；③开始直接掌握一些具有概括性和指代性功能的名词和非名词性词语。在这一阶段，这是其掌握概念和言语的重要的必经之路。

2. 单词句的发生和发展　10～15个月间，婴幼儿平均每个月掌握1～3个新词，这样到15个月左右，幼儿就能以这第一批掌握的词汇，说出一些单词句。随后幼儿掌握新词的速度显著加快，到19个月时已能说出约50个单词。在此基础上，19个月后幼儿掌握新词的速度又突然进一步加快，平均每个月能学会25个新词。这种掌握新词速度猛然加快的现象，被称为"词汇激增"或"词语爆炸"现象。在此后的两个月内，幼儿说出第一批有一定声调的"双词句"，从而结束了"单词句"阶段，进入了词的联合和语法生成时期。故一般称 15~20 个月这一段时期为单词句阶段。15~20 个月间，幼儿的单词句也不断发展变化。刚开始时，单词句含义很不明确，也不是单独和某种事物相联系，而是和某一特定的情境相联系。在单词句阶段末期（18~20 个月），幼儿已能同成人进行稍长时间的谈话交流，已初步获得了"主语加谓语"和"谓语加主语"的句法结构，且正在向双词句阶段过渡，大约到 19~20 个月时，终于说出了第一批双词句而进入双词句阶段。当然，此时单词句并没有消失，而是继续存在发展下去，直到 24 个月以后它才让位于双词句。

四、认知功能的发育

认知功能是指对各种各样事物的特征、状态及其相关关系或事物之间的内部规律的知晓和判断的能力。个体为了能在环境中安全顺利地生存，必须彻底了解和熟悉自己及身边的事物，并作出合适的判断。这种熟知和了解既包括事物的形态、颜色、数量、质量、重量等具体属性的内容，也包括空间、时间、因果关系、言语、意义、价值等抽象性概念等发育心理学的内容。婴幼儿期认知功能的发育并非人们想象的那样简单，认知功能在婴儿期得到了快速发展。

（一）认知功能发育理论及概念

1. 人的认知发育 既非源于先天成熟，也不是后天经验，主体通过动作对环境的适应是认知发育的真正原因。人的认知发育过程是一个具有质的差异的连续阶段，皮亚杰将儿童的认知发育划分为 4 个阶段。

（1）感知运动阶段（0~2 岁）。

（2）前运算阶段（3~7 岁）。

（3）具体运算阶段（8~11 岁）。

（4）形式运算阶段（12 岁至成人）。

2. 认知发育的实质 皮亚杰认为，儿童的认知发展是儿童主体的图式（scheme）在与外界环境相互作用的过程中通过不断的同化（assimilation）与顺应（accommodation），达到平衡（equilibration）的过程。在此过程中，有 4 个因素影响了认知发展，即成熟、物理环境、社会环境和平衡。其中，平衡是儿童认知发展的决定性因素。

（二）认知功能的发育顺序

对事物的理解过程分为三个阶段：动作表象、映像表象和符号表象。动作表象是指光看不能理解，需要伴随着操作而逐渐理解的阶段。这里理解和动作是不可分割的，随着对物体的操作，加上视觉、听觉的确认，逐渐进入映像表象阶段。这一阶段是指通过动手操作增加了对事物的感性认识，形成知觉体验，上升为理性认识。这时看见某一物体即能立刻知道是什么东西。然后再将这一理性的认识抽象化，采用语言的形式表达出来，这就进入了认知的第三阶段——符号表象阶段。这样就可以从事物的本质入手认识事物形成概念。这种认识的过程是通过自身的实践来完成的。

（三）婴幼儿认知功能的发育过程

1. 感知觉的发育 在婴幼儿认知能力中，最先发育而且发育最快的是感知觉。婴幼儿通过感知觉获取周围环境的信息并适应周围环境。这一过程是主动的、积极的、有选择性的，是对来自周围环境信息的察觉、组织、综合及对它的解释。

2. 注意的发育 注意是心理活动对一定对象的指向和集中，是一切认识过程的开始。新生儿已有无意注意，并具备了对外界进行扫视的能力。出生第 1 个月内，各种强烈的刺激物、外部环境剧烈的变化以及活动着的物体都会引起新生儿的注意。新生儿在非条件反射的基础上产生定向反射，这是注意的萌芽；3个月出现条件反射性定向反射；1岁出现有意注意的萌芽；3岁以后有意注意开始发展起来。虽然随着年龄的增长婴儿的注意时间与事物都在增加，但是3岁前婴儿的注意发育水平还很低，不仅注意时间很短，而且注意的事物也较有限，故3岁以前的注意基本上都属于无意注意。

3. 记忆的发育　条件反射的出现是记忆发生的标志。3～4个月的婴儿开始出现对人和物的认知，7～8个月的认生是再认的表现，1岁左右出现明显的回忆，1岁左右的视觉记忆表象是回忆的表现，1岁以前的记忆都是无意记忆，记忆保持的时间通常较短，1～3岁陆续出现情景记忆，词语理解记忆与图形符号记忆。

4. 想象的发育　是对已有表象进行加工改造，形成新形象的过程。萌芽于婴儿期，新生儿没有想象。1～2岁的儿童，由于言语发育较差，经验缺乏，最多只是一种生动的重现，有想象的萌芽，而不是想象。3岁时，随着经验与言语的发育，渐渐产生了具有简单想象的游戏，在游戏活动中，想象就开始形成和发育。

5. 思维的发育　是人脑对客观事物间接、概括的反映，它能认识事物的本质和事物之间的内在联系。思维从婴儿期开始产生。在出生后第一年，儿童对外部世界的反应还不是概念的和认知的，还没有真正的思维活动。第一年末，儿童处于掌握词和应用语言进行交际的萌芽阶段，1～1.5岁时，语言的产生使思维成为可能。思维的间接性和概括成为儿童思维开始发生的重要标志。

6. 智力的发育　婴幼儿期的智力处于感觉运动阶段。3岁前婴幼儿主要的智力特点是感觉运动协调性。1岁后，婴幼儿就有了初步的概括能力，产生了直觉行动思维。到2岁末，幼儿开始逐渐摆脱对动作的依赖，出现某些当时不存在的事物的表象。

五、心理的发育

人自出生起心理发展已经开始，而且在生命的最初三年中发展最为迅速，在这一时期，积极地关心婴幼儿的心理发育，比其他时期更为重要。

（一）心理发育过程

1. 2个月婴儿心理发育　这个时期的孩子与外界接触很少，是以自我为中心地生活着，只关心自己的满足。当它们的生活需求得到满足时，就表现得非常平静，当饥饿、消化不良或疲劳刺激时，就会不停地啼哭。发亮或色彩鲜艳的物体出现在视野内时，会发出愉快的声音。孩子有了短时记忆后，当孩子注意的事物从视野中消失时，能用眼睛去寻找。

2. 3个月婴儿心理发育　能短暂地集中注意一个新鲜事物，如看到彩色的图像，能安静下来注视片刻，短暂的记忆保持时间很短。当孩子被抱起时，会高兴地发出响亮的尖叫声。

3. 4～6个月婴儿心理发育　4个月时孩子记忆力较短暂，能对熟人再认识，只能保持几天，高兴时会笑出声，全身乱动。5个月时孩子的注意力有了提高，能稳定地注意某一物体，仍对色彩鲜明的玩具特别感兴趣，每当学会一种玩法，就会表现出高兴的样子。6个月时开始有了注意事物的选择性，出现了注意的萌芽，这时也开始出现分离后的焦虑情绪。

4. 7～9个月婴儿心理发育　这个时期的孩子能有意识地较长时间注意感兴趣的事物，具有短时记忆，能再认识几十天之前的事物，并能再现几周前的事物，孩子仍有分离焦虑的情绪。

5. 10～12 个月婴儿心理发育 10 个月的孩子已有个体的特征性，有的孩子表现的活泼、有的沉静、有的灵活、有的呆板。此时期宝宝具有明显的记忆力，能认识自己的玩具、衣物。还能指出自己身上的器官，如头、眼睛、鼻子、口等。而思维发育程度较低，主要是具体形象思维，叫作前语言思维，表现为有目的地用东西来解决问题，如可找到藏在某地方的物体。孩子的好奇心逐渐增强，喜欢到处触摸，到处看。

6. 幼儿的心理发育 随着年龄的增长和教育的影响，幼儿中期开始，已能初步按成人的要求做事，到了 5～6 岁时，幼儿已能初步控制自己的行为，有目的地进行活动，心理活动开始向有意性发展。而认识过程以无意性为主，且在幼儿的认识活动中表现非常突出，特别是表现在幼儿的注意、记忆和想象等心理活动之中。幼儿的记忆也是以无意性为主，他们往往不能自觉地或专门地去记住一些东西，而是在他们感兴趣的活动中不知不觉地记住。

（二）心理发育特点

婴儿一出生，就开始了对世界的认识，也开始了和别人的交往，突出表现在感觉的发生和视觉、听觉的集中上。1～3 岁是真正形成人类心理特点时期。婴幼儿在这时候学会走路，开始说话，表现出表象思维和想象等人类所有的心理活动，出现独立性，各种心理活动逐渐齐全。与此同时，婴儿的表象也发展起来。特别是 1.5～2 岁，当事物不在眼前时，幼儿能够在大脑中出现关于该事物的表象，表象的发生使幼儿有可能产生想象。2 岁左右的幼儿已能够拿着物体进行想象性活动，这时出现了游戏萌芽。人类典型的认识活动形式——思维，也是在这个时期发生的。此外，在孩子 2～3 岁，会出现独立性表现。独立性出现时开始产生自我意识，是幼儿心理发展的重要表现，也是人生最初心理发展成就的集中表现。它表明婴幼儿的心理具备了人类的一切特点。

第四节 儿童及青春期发育

一、学龄前期的发育

学龄前期是指 3 周岁至 6 周岁，即小学入学前的时期。这一时期体格生长发育速度减缓，处于稳步增长状态；此期发育所面临的问题是感觉统合、性别认同和社会行为的发展。

（一）生理发育特点

1. 呼吸系统 心肺功能较成人差，肺活量逐渐增长，呼吸频率约每分钟 25 次，仍以腹式呼吸为主。

2. 运动系统 学龄前期儿童身高每年平均增长 5～7cm，体重每年增长 2～2.5kg。此期儿童的骨骼硬度较小，弹性非常大，可塑性强，因此一些舞蹈、体操、武术等项目的训练从这一时期开始。

3. 泌尿系统 学龄前期儿童的排尿次数多，控制能力差。4 到 5 岁的幼儿多数可以控制夜间排尿。但仍有部分幼儿有尿床现象，所以有必要让孩子睡前排尿和控制夜间的液体摄入量。

4. 消化系统 胃容量逐渐增大至 500ml，排空时间逐渐延长。另外胃酸和一些消化酶在学龄前期逐渐达到成人水平，对食物的消化能力得到提高。

扫码"学一学"

扫码"看一看"

5. 神经系统 神经系统的发育速度远超过其他系统，中枢神经系统的髓鞘化进程仍在不断完善。3 岁时，脑重量为 900~1000g，相当于成人的 75%，5 岁时已基本接近成人脑重量。随着左右大脑半球有差异的发育，在学龄前期建立右利手或左利手。随着神经系统的髓鞘化的完成，并且伴随着与周围环境的接触，儿童的运动技能越来越精细，能够把注意力集中在感兴趣的对象上，也能够进行较为细致的观察和进行简单的推理，并且逐渐形成基本的数字概念。

（二）运动和动作发育

学龄前期儿童的大肌群发育比小肌群发育快。肌肉的发育为运动能力和动作模式发育奠定了基础。

3~4 岁孩子的动作发育已能到处任意活动，能跑跳，能自由学习成人上下楼梯，能单腿站立 5~10 秒。在日常生活方面，能自己洗漱，能在成人协助下穿脱衣物。这个年龄的孩子由于脑功能及小肌群发育日趋完善，手指开始变得灵活，可以使用筷子、扣纽扣、折纸、剪贴等，会一页一页地翻书。

4~5 岁孩子的动作发育能单脚跳跃，能抓住跳跃的球，平衡能力有了发展，能踮起脚尖直线行走，能骑自行车，能玩滑轮等。在日常生活方面，能独立穿衣物、系鞋带等。精细动作方面，能很好地使用筷子，可以画三角形、四边形、圆形等。

5~6 岁孩子的动作发育能快速的奔跑，平衡能力更进一步增强，会拍球、踢球，并能边跑边踢。能连续步行半小时以上，能单腿站立 10~15 秒，能踮起脚尖向后方行走。在日常生活方面，能帮助成人完成一些简单的家务劳动，如扫地、洗碗、擦桌子等。孩子手指的动作更加灵活了，会用小刀削铅笔、会捏橡皮泥人、会画比较完整的小人，能用铅笔书写 10 以内的阿拉伯数字以及简单的汉字，手工能力也有了进一步的提高。

（三）心理社会发育特征

1. 建立性别认同 儿童从 2 岁起，开始会使用与社会性别相关的人称。但是，这个时期的儿童，仍然需要依据发型、服饰或社会行为来辨别他人性别。到 6 岁左右，儿童能够认识到社会性别是稳定不变的，并且接受与自己性别相应的社会角色和社会行为特征。

2. 思维和情绪的发展 学龄前期儿童的思维已经从完全以自我为中心转向能为他人考虑。他们可以使用语言、图画、游戏等多种形式来展现自我的经历或幻想，也可以理解别人的简单叙事。他们对事物的认知是局部的、直觉性的、肤浅的、所见即得的，不具备逆向思维和逻辑推理能力。由于这个时期的环境体验更丰富，因此他们的情绪体验也更复杂。

3. 社会行为、道德感与罪恶感的发展 学龄前期的儿童已经开始学习"对"与"错"的社会行为观念。"对"与"错"的观念需要通过奖赏与惩罚来建立，并且在很大程度上受到父母文化背景、宗教信仰、世界观、价值观的影响。通过对社会行为适宜与否进行判断，儿童建立道德感与罪恶感，并开始在社会活动中对自我加以约束和控制。

4. 社会分工与合作的发展 对学龄前期儿童而言，游戏既是生活的基本内容之一，也是他们的学习方式。同时，儿童也开始能够接受角色分配、设定目标并努力完成目标。语言逐渐成为主要的社会互动方式。最初是以自我为中心的语言，随着年龄的增长，儿童开始接受别人的观点、与别人交换意见、相互沟通。这种通过语言交流来协调社会分工与合作的形式有助于儿童在进入学龄期后适应学校环境。

二、学龄期的发育

学龄期又称儿童期，指从入学起（满 6～7 岁）到 12 周岁进入青春期前的时期，也正是小学阶段的时期。

（一）生理发育特点

1. 呼吸系统　肺的发育已成熟，呼吸频率已达到 20 次/分，并且在 7 岁左右逐渐转变为胸式呼吸。

2. 循环系统　儿童心脏发育是跳跃式的，7 岁前和青春期发育最快，男孩的心脏又比女孩略重。学龄期儿童稍微做剧烈运动，心率就会明显增加。因此，诸如举重、拔河、双杠等需要长时间憋气或静止性用力地活动，对儿童不适合。

3. 消化系统　6 岁以后乳牙开始脱落换恒牙，先出第一磨牙，7～8 岁出上颌中切牙，9～11 岁出下颌尖牙，10～12 岁出上颌第二前磨牙，17～22 岁出下颌第三磨牙。

4. 运动系统　体格逐渐增大，女孩 10 岁、男孩 12 岁前处于相对稳定阶段，每年平均体重增长 2kg，身高 5cm 左右。到青春期，生长进一步加速。

5. 神经系统　结构发育基本成熟，接近成人水平，在功能上则继续发育。通过系统学习知识，词汇大量增加，理解力、注意力和记忆力变得更有意识。学龄儿童所有皮层传导通路的神经纤维，在 6 岁末时几乎都已髓鞘化。在小学阶段，神经纤维还从不同方向越来越多地深入到皮层各层，在长度上较大的增长。兴奋过程和抑制过程是高级神经活动的基本机能，学龄儿童的这两种机能都有进一步增强。

（二）运动和动作发育

学龄前儿童的运动协调性获得了最快的发育，体能也在稳步增强，随着运动记忆能力的发育，他们将视觉、听觉信息转化为本体运动的能力也随之增强。运动对儿童骨骼、肌肉的发育、增强体质和社会相互关系等多方面均有显著的好处，恰当的大运动能增强儿童的体质，提高学习效率，而且集体运动可以增强伙伴关系。与学龄前儿童相比，学龄儿童的视觉输入、脑信息加工的本体运动通路的发育更成熟，传入和传出的协调性更好，因而精细运动的反应速度更快、精确性更高。男孩的运动速度和强度优于女孩，女孩的运动灵活性优于男孩，运动中性别差异随年龄的增长而明显。

（三）心理社会发育特征

1. 智力发展的最快时期　此阶段儿童智力已达到可以接受教育、进行学习的水平。儿童口头语言迅速发展，书面语言也开始发展，到了童年中后期，大多数儿童能进行独立写作。童年末期，儿童的色觉辨别力、言语听觉敏感度已基本接近成人。这一时期，记忆能力迅速发展，通常在小学四年级时，形象思维向抽象思维过渡，有人称其为形象抽象思维阶段。

2. 高级的社会情感有了较大的发展　情绪渐趋稳定，意志力增强，自觉性开始发展，不再是幼时那种"以我为中心"了，不过还保持着好动、好问的倾向；开始关心周围世界，有了一批同性别的小伙伴，喜欢集体活动，从中培养了初步社交能力。与此同时，表现为理智感、荣誉感、友谊感、美感、责任感等方面的社会情感有了较大的发展；道德感也有了一定的发展，但认识与行为常发生脱节。富于热情、情绪直接、容易外露、波动性大、好奇心强、辨别力差。从小学高年级开始能逐渐从个性品质上评定别人的行为。因此，学龄期是培养和巩固良好的心理、行为和道德品质以及卫生习惯的大好时期。

3. 个性得到全面发展　自我意识进一步发展，社会意识迅速增长，个性品质及道德观念逐步形成；学习的积极性、自觉性都大为提高，有更大的独立性、主动性和积极性去关心和维护学校和班级的利益；在完成工作的过程中，形成新的个性品质。

三、青春期的发育

是由儿童发育到成人的过渡阶段，其年龄范围在 10～20 岁，女孩的青春期发育早男孩 2～3 年。

（一）生理发育特点

1. 体格发育　进入青春期，在神经内分泌作用下，身体迅速生长，出现生长突增。可用按年龄绘制的生长速度曲线表示。青春期发育开始的年龄女孩比男孩早 2 年左右。女孩在 9～11 岁，男孩在 11～13 岁。在此过程中出现的身高增高峰值及出现突增高峰的年龄男孩与女孩也不一样。男孩的突增高峰值为 6.8～13.2cm/y，女孩为 6.1～10.2cm/y；突增高峰的年龄男孩为 11.5～15.5 岁，女孩为 9.7～14.0 岁。

2. 骨骼发育　是体格发育的重要组成部分，人体许多形态指标的大小都取决于骨骼的发育状况。判断骨骼的发育程度可应用骨骼年龄（骨龄）。骨龄可较时间年龄更好地反映机体的成熟程度。骨龄可应用于下列几个方面：①预测成年身高；②预测月经初潮；③协助诊断某些疾病。

3. 心肺功能发育　常用于反映心肺功能的指标有心率、血压、肺活量等。随着年龄的增长，心率呈现负增长，青春期后逐渐接近成人水平，男性心率略低于女性。运动时，心率随运动强度增大而增加，到极量运动时的心率为最大心率。青春期之前女孩血压值高于男孩，青春期来到后，男孩血压值即高于女性。在青春期，肺活量男孩可增长 2000～3000ml，年增长 200～500ml；女孩只增长 1000～2000ml，年增长 100～300ml。

4. 肌力发育　反映肌力的常用指标是握力和背部肌力。握力用于表示手及臂部肌肉的力量，青春期时，男孩可增长 25～30kg，年增长 4～10kg；女孩增长 15～20kg，年增长 2～5kg。男孩握力值始终高于女孩，随年龄增长，性别差异增大。背部肌力增长具有相同趋势。

5. 神经发育　青春期早期脑形态无明显重大变化，但仍存在着神经持续性的成熟发育。青春期中期神经发育已表现成熟，但是通过对青少年睡眠的研究，还发现一些变化，晚间睡眠时间缩短，而白天睡眠时间延长。在青春期末，神经生理结构和功能已发育完成。

（二）运动和动作发育

青春期运动能力的发育有明显的阶段性和性别差异。男孩的快速增长发生在 7～15 岁，15～20 岁增长趋缓，20～25 岁为一生中最高峰；女孩的快速增长期为 7～12 岁，但在 13～16 岁阶段部分女孩可停滞或下降，16～20 岁间又可出现缓慢增长。在青春期，男孩各项运动指标均高于女孩，并随着年龄的增长而差距增大，形成性别间运动能力的差别。但女孩在柔韧性、协调性及平衡能力方面往往比男孩更具有发展潜力。各项运动能力的发育顺序大致为速度、耐力、腰背肌力先发育，其后是下肢爆发力，较晚的是手臂肌力及耐力。

（三）心理社会发育特征

心理的成熟以生理的成熟为前提，并受个体社会化过程所制约。由于此时期生殖系统的迅速发育，特别是第二性征的出现，加快了男女青少年在体态上的变化。这些迅速发展变化的生理特征对其心理、情绪、行为影响极大，易使他们陷入各种矛盾和困惑之中，主要表现在以下几方面。

1. 独立性与依赖性的矛盾　由于青少年的身心得到迅速发展，成人意识迅速加强，他们希望以一个"成人"的角色进入社会，要求社会承认他们的社会资格，竭力想摆脱家庭对他们的管束，要求自作主张，产生一种盲目的成熟感，心理学将其称为"第二反抗期"。但是在经济、社会阅历、经验等方面尚无法完全独立，仍需依赖父母及老师。这种独立性与依赖性的矛盾又可称为"心理断乳期"。

2. 理想与现实的矛盾　思维能力和想象力十分丰富，对未来充满憧憬。常常使自己置身于"美好的幻境"之中，一旦这种幻境不能实现，很容易产生挫折感和矛盾心理，甚至导致对现实的不满。另外，自视清高，不能正确地评价自己，也是其特点之一。

3. 情绪与情感的两级矛盾　朝气蓬勃，精力旺盛，勇于探索和创新，对新鲜事物特别好奇，标新立异，有理想，这是积极向上的一面；另一方面受知识、经验的局限，以及心理上的不成熟，看问题容易主观武断，固执己见，强词夺理，以感情代替理智。因此，遇到挫折时，常产生消极颓废情绪而萎靡不振，常常表现为兴奋与抑制交替出现，希望与绝望不断变幻，积极与消极相伴而生，情绪波动性大。

4. 闭锁性与交往心理的矛盾　渴望与人交往和企求得到别人的理解是青少年的又一显著特点。他们希望多参与各种活动，寻找朋友，发挥自我特长；也希望与长辈接近，接受渊博的知识和丰富的阅历。但是，自己的许多思想感情却不轻易向他人吐露。有时，由于训诫多于鼓励，批评多于同情，使他们感到无人理解和支持，故而显得冷漠孤单，甚至心理闭锁。

5. 性生理与性心理的矛盾　对性知识的好奇和需求是性发育和性心理的必然产物，性幻想和性梦是正常生理状态的心理反应。如果没有正确的性教育和引导，便容易产生苦恼和惊恐不安情绪。对异性的关注、吸引和好感是随性功能成熟而产生的性心理现象，但因处于幼稚期，易出现强烈的情感反应，甚至情绪失控。

（马成龙）

第五节　成年期发育

成人期包括青年期、成年期和老年期。由于成人期是一个人人生跨度最长的时期，又受到诸多因素的影响，因此在不同时代、不同地区，世界各国对其划分各期的年龄标准也不尽相同，在这一时期人的发展方向是多维度、多方向的。

扫码"学一学"

一、青年期的发育

青年期年龄是 18～24 岁左右，进入青年期标志着生理功能发育已处于完全成熟的阶段，认知功能也已获得较大提高，人格特性渐形成。这一年龄阶段，将面临就业、恋爱等一系列问题，导致各种心理纠葛和矛盾。若能妥善地解决这些矛盾，就能适应这一时期的社会生活，顺利地进入成年期阶段，否则会带来许多心理问题，造成精神心理疾病，如自闭症、抑郁症等。

（一）青年期生理特点

1. 人体形态　人体形态生长发育完全成熟的年龄在22岁左右，此时身高、坐高均可达最大值，面部皮肤滋润，头发乌黑浓密，体魄健壮，骨骼坚固且柔韧，肌肉丰满且有弹性，脂肪所占体重比例适中。

2. 器官功能　各器官功能良好，心脏血液输出量和肺活量均达到最大值，血压正常；个体消化功能也很强，因此食欲较好。

3. 身体素质　身体素质好，自身的抵抗力强，疾病的发生率相对较低，且治愈恢复能力好；体力和精力均处于"鼎盛"期，能承担较繁重的脑力劳动和体力劳动，能为社会作出较大贡献。

4. 生殖能力　男性和女性都有良好的生殖能力。

（二）青年期心理特征

1. 认知的发育　是人走向成熟与稳定的基础，青年的认知发育的核心是思维的发育。具体表现为逻辑性强，产生了思维的独立性、批判性和创造性，对事物有独立的见解，喜欢怀疑与争论；同时喜欢探讨人生的价值、理想、意义等方面的问题，对人生观、价值观、世界观等问题产生兴趣，所以也容易产生苦恼和迷惑。此外记忆力、分析能力等也有很大发展。

2. 自我意识的确立

（1）理想与信念初步形成　青年人越来越多地谈论理想、信念、人生观、价值观、社会观等问题，他们开始把注意力集中在自己的内心世界上，表现出明显的闭锁性。

（2）第二次心理诞生　这是青年步入成年所必需的心理变化，主要过程是"分离"和"个别化"。分离是指个体与家庭或亲密朋友渐渐地或突然地脱离，去寻求更高程度的适应社会的独立，即寻求个别化。

（3）同一感形成　所谓同一感是一种关于自己是谁，在社会上应占什么样的地位，将来努力成为什么样的人等一系列感觉。

3. 情绪敏感而不稳定　青年人的社会接触增多，随之产生了大量的内心体验，使得他们的情绪情感不断分化，并表现出敏感而不稳定的特点，对事物的反应带有明显的两级性，即时而热情奔放，时而郁闷消沉。

4. 人格逐渐形成　青年人在与外界接触的过程中，在知识学习与经验积累的同时，不断调整自己的行为方式，形成对客观事物稳定的态度，完成了社会化过程，同时形成了自己的人格特点。另一方面，由于自我意识的迅猛发展，个体对自己的心理活动、个性特点有了较明晰的认识，并通过不断的自我调控、自我修养来使自己的人格日益完善。

5. 性心理不断成熟　由于性器官发育成熟，个体对异性产生好奇、好感，青年人渴望对性知识的了解。在了解过程中，逐渐形成了男性、女性的概念，产生性别认同，强化了自己的性别角色。此外，在家庭、学校教育、社会传媒介和周围环境的影响下，在自身个体人格特征的参与下，逐步形成了自己的性观念，包括对性行为、性道德、性伦理、性文化等的认识和态度，还包括恋爱观、婚姻观等。随着年龄增长，个体在与异性的接触过程中，不断修正完善自己的性观念，到了青年期，对性问题有了比较系统稳定的认识和态度，性观念基本成熟，性心理发育成熟。

6. 职业适应问题　人为了生存和发展，在社会中总要寻求一个适合于自己的职业，这就是职业适应，也称择业。青年阶段处于择业的关键时期，青年们在择业过程中常表现出一些共同的心理特点，主要表现如下。

（1）理想与现实的矛盾　即自我意识矛盾。青年人往往志存高远，理想崇高，而现实生活中存在与理想相背离的情况，阻碍了理想的实现，从而使青年在择业理想和现实需要面前感到痛苦。

（2）情感矛盾　青年学生毕业后开始寻求职业，一方面是即将走上工作岗位的激动与兴奋；另一方面是机遇与挑战并存，希望与困难同在，常使他们产生难以掩饰的焦虑情绪。

（3）意志的摆动　青年在择业时，摆动性很大。有时能积极进取，攻坚克难，自我推销，但有时又表现为意志衰退、决心动摇、不思进取，甚至出现"顺其自然""自暴自弃"的想法。

（三）青年期身心康复保健

青年期的自我意识迅猛增长，成人感和独立感、自尊心与自信心越来越强烈，期望个人的见解能得到社会与他人的尊重。然而，他们的社会成熟则显得相对迟缓，社会生活中常常会遇到各种挫折与人际关系的矛盾。为此而感到苦闷、自卑，以致影响了身心健康。此阶段是人生最有特色、发展最为迅速、问题最为复杂、心态最为矛盾、行为最为混乱的阶段，故其心理卫生问题比较复杂，影响的因素也比较多。

1. 顺利度过心理上的"断乳"期　从青春期到青年期，心理发育发生了很大变化，一些矛盾突显，所以必须解决好下列矛盾：①独立性与依赖性的矛盾；②孤独感与强烈交往需要的矛盾；③求知欲强烈与识别力低下的矛盾；④情绪与理智的矛盾；⑤幻想与现实的矛盾；⑥强烈的性意识与社会规范的矛盾。

2. 处理好人际关系　人际交往是人的一种合群倾向，是人的一种基本心理需要。人际关系是指在人际交往过程中，交往主体对交往客体及其属性与满足交往主体需要的程度、重要性作出评价的观念系统，包括对人际交往的动机、目标、手段等的基本态度和看法。只有充分认识人际交往的意义与作用，才能学会克制自我，尊重他人，才能增强个人魅力，增强交往与沟通能力。

3. 正确对待职业适应　①培养职业兴趣；②端正职业意识；③坚定职业意识；④注重职业方向。

二、中年期的发育

成年期是从 25～60 岁人生跨度最长的时期，成年期又可分为成年早期（25～35 岁）、成年中期（35～50 岁）及成年后期（50～60 岁）。从发育学的观点来看，成年中后期即中年期的各种生理功能和心理社会功能变化最大，按照世界卫生组织（WHO）1991 年提出关于划分年龄分期的标准，中年期一般指 45～60 岁的人群。

（一）中年期生理特点

经过青年时期的生理功能发育后进入中年期，机体的各组织、器官、系统的生理功能开始走向衰退。一般认为，30 岁以后的个体，其生理功能的衰退平均每年以 1%左右的速度递增。由于组织器官的功能开始衰退，罹患各种疾病的可能性也随之而增加。

1. 心脑血管系统的变化　心脑血管系统功能的衰退呈逐渐加快趋势，主要表现在动脉硬化、血管壁的弹性下降、心排血量的降低、血压自我调节能力减弱。同时中年期脂质代谢功能降低，胆固醇的浓度有所增高。这些因素都可促使中年人发生心脑血管系统的动脉粥样硬化，致使心脏、脑或其他重要器官的供血不足，导致心绞痛、心肌梗死、脑血栓形成、脑出血和猝死等疾病发生。

2. 呼吸系统的变化 呼吸系统功能的减退表现为肺组织的弹性开始下降，肺活量变小，肺泡和毛细支气管的直径开始增粗，尤其是肺支气管的抵抗能力下降，容易遭受各种感染，如果治疗不及时则可迁延不愈，形成慢性支气管炎等慢性呼吸道疾病。

3. 消化系统的变化 由于生长发育停止和机体新陈代谢的功能趋于缓慢，对营养物质的需求相对减少，胃酸、胃蛋白酶的分泌以及其他消化腺的分泌逐渐减少，胃的消化功能逐渐下降。

4. 生殖内分泌系统的变化 各种内分泌激素的分泌功能开始减退而引起相应的疾病，如性激素分泌的减少可导致性欲减退；胰岛素分泌异常可以导致糖尿病；中年后期可出现内分泌紊乱而导致更年期综合征。

5. 免疫系统的变化 免疫系统功能整体水平下降。各种免疫球蛋白的产生随年龄的增长而逐渐减少，而针对正常组织的自身抗体的形成则可能会增加，因此自身免疫性疾病的发病率可能升高。同时，各种免疫细胞的功能开始下降，对各种感染的抵抗作用明显不如青年人，这也是中年人易发生慢性疾病的主要原因之一，此外细胞免疫监视功能也在下降，变异细胞的免疫监视作用减弱而易患癌症等各种恶性肿瘤。这些变化的高峰大约在 50 岁左右，因此在此期间的中年人常易患各种疾病。

6. 其他变化 从中年期开始，夜间深度睡眠时间有可能减少；毛发逐渐稀少、变白；皮肤日益粗糙，出现褶皱，体重有增加趋势，尤其是腹部脂肪明显增加；身高也有所降低。另外，肥胖的中年人还需要警惕是否存在睡眠呼吸暂停综合征。机体组织中钙质降低，感觉功能衰退，尤其是视听能力变化明显。视力衰退容易产生病变；听觉方面按声音频率高低顺序，听觉逐渐减弱。生活条件、工作状况、身体素质、心理特点等都对生理变化产生一定影响，从而造成个体差异。

（二）中年期心理特征

不管人的寿命如何延长，中年期作为其漫长人生旅途的"中点"，是确定无疑的，也是众多发展心理学家的共识。一个人步入中年期后，生理功能由盛转衰，而心理功能则处于继续发展和相对稳定的阶段，中年期是个体心理能力最成熟的时期。但是心理能力的状况也因人而异，主要与个体的个性心理，如理想、信念、世界观、人生观和性格等因素有关。

1. 智力发展到最佳状态 智力变化随着年龄的增长，中年期的智力不可避免地会逐渐发生变化。知识的积累和思维能力都达到了较高的水平，主要表现在观察能力、认识能力、记忆力，特别是意义识记能力以及逻辑思维、联想推理和综合分析能力等方面的水平较高，善于联想、善于分析、善于总结规律作出理智的判断，有独立的见解和独立解决问题的能力。智力活动的最高形式是创造力，中年期是创造的黄金年代，因此中年期是易出成果、事业成功的主要阶段。

2. 感知觉变化 在人的心理发展过程中，感知觉出现最早，也最先开始衰退。中年前期人的感觉比较灵敏和稳定，中年后期各种感觉能力都开始减退。人过 40 岁以后视敏度和视觉感受性逐渐下降，听觉阈限也随年龄增长而逐步提高。

3. 情绪稳定、心理平衡 人到中年，体力和精力、感知和记忆以及反应速度等方面虽然比青年人有所下降，但仍然是较为稳定的，性格和情绪的稳定较为突出，与此同时也会遇到许多麻烦和棘手的问题，产生许多紧张的压力，体验到烦恼和焦虑等情绪与情感。中年人的紧张，既来自生理上的变化，又来自社会的因素。不过与年轻人相比，中年人更善于调控自己的情绪，决定自己的言行有所为和有所不为，较少冲动性。此外，丰富的阅历、广博的知识、学习的潜力使他们保持较强的自信，尽管中年人的生活中会有各种矛盾、问题的出现，但由于他们具备了良好的心理素质和较强的调适能力，因此，心态常处于动态平衡之中。

4. 个性成熟、特点鲜明　中年阶段是自我与社会相互作用从而走上成熟的过程。在几十年的阅历中，个体经历了自我意识的确立、改造、再完善的漫长社会化过程，个性逐步成熟起来且呈现出独特性。这种成熟而独特的个性有助于个体排除干扰、坚定信念，以自己特有的行为方式和态度体系建立人际关系、适应社会环境、完成工作任务及追求自己的人生目标。

5. 意志坚定、自我意识明确　中年人的自我意识明确，对自己的能力、地位、学识、才能等均有较客观的认识和评价，并能根据自己和社会的要求支配调节自己的言行。因此，在实现人生目标的道路上，一方面有勇往直前的精神，坚忍不拔的坚强意志；另一方面，又能理智地调整目标和选择实现目标的方式。

6. 多种角色、心理冲突增多　中年人是社会的中坚力量，他们同时扮演着多种社会角色。中年期是一生中价值体验的高峰期，是人生中社会责任和家庭责任最重要时期。中年人在工作上大多成为业务骨干，在家庭中又承担着扶养老人、教育子女的责任。因此，他们承担了工作、家庭、经济、社会等多方面压力。这诸多的社会角色，反映在中年人心理活动中，很容易引起各种心理冲突，形成有碍其心身健康的各种心理问题。

（三）中年期身心康复保健

中年期是人生的又一重大转折期，身心各方面都发生着一系列变化，个体认识事物的能力、适应环境的能力、自我调控的能力等都到高峰。这个阶段意志力更强，感情稳定，性格特点鲜明，中年人在心理发展上进入了一个积极进取的时期，事业上进入了创造高峰的"年富力强"的时期。

1. 角色适应性与事业发展　"成家、立业"是人生两大主题。人进入成年以后常把事业的发展作为自己的人生目标和追求。角色增多是中年期，尤其是中年早期的主要特征。因此，面对多种多样的社会角色，如何协调、如何适应便成为中年人心理卫生的重要课题，甚至可以说是个体事业发展与成功的基础。指导中年期的角色适应包括：①对自己生理变化的适应；②对家庭角色变化的适应；③对工作和人际关系的再适应。

2. 婚姻调适与家庭稳定　爱情是男女之间相互吸引彼此爱慕之情，是婚姻的基础。良好的夫妻关系是个人和家庭幸福的标志。对于中年人来说，注意婚姻的调适显得十分重要，一般来说，婚后夫妻之间的矛盾多可逆转。因此，采取妥善措施对缓解夫妻矛盾非常重要。常用的方法：①理解；②互补；③主动；④避免激化矛盾；⑤激发情趣。

3. 自我"减负"指导　中年人肩负着承上启下、继往开来的历史使命。就自身的业务来讲，多数中年人仍然处于努力拼搏、奋力"爬坡"、攀登高峰的时期；就家庭生活而言，他们上要赡养老人，下要教育孩子、家务繁重。也正因为如此，使得中年期成为人生最繁忙、最劳苦、负担最沉重的阶段，被称为"负荷沉重之年"。面对诸多客观事实的压力，有意识地作出调整，主动减轻压力才能保证身心健康。

4. 更年期的心理调控　更年期是指从中年向老年过渡的时期。女性的更年期通常是从45~50岁开始，表现为心身不适、易激动、失眠、多虑、烦躁、易怒等。由于她们缺乏更年期的心理准备和必要的知识，一旦出现不适，就感到紧张焦虑，甚至到处求医问诊，把自己当作"病人"。对此，我们应使更年期的妇女了解身心保健常识，努力帮助她们消除恐慌和疑虑，并增强自我调节和控制能力，保持积极乐观的生活态度，更年期的心理困扰可以较容易地排除。

男性的更年期，通常是在 50 岁以后，他们也常有许多心身不适，如紧张、头痛、失眠、情绪不稳、易疲乏、注意力不集中、记忆力减退、缺乏兴趣、感到孤独等。男性更年期的身心反应一般不像女性更年期那样明显。在实际生活中，许多男性是在不知不觉中度过更年期的，他们并不感到有什么明显不适。男性更年期的心理调控，除解决认识和情绪上的问题外，还应注意生活规律有节奏感，并要注意劳逸适度等。

5. 退休前的心理准备　在现实生活中，许多人都很注意老年人退休后的适应问题，而很少关注退休前的心理准备。其实，许多老年人退休的适应困难，都来自退休前的心理准备不充分。因此，应积极做好退休前的心理准备工作。①提前安排好退休后的角色转变；②培养新的兴趣与爱好；③重新认识和调整夫妻生活。

三、老年期的发育

人体衰老本身是一种退行性改变，可因环境和自身因素（如疾病）而提前，但从另一个方面看，这种退变也是人体发育的一个组成部分，即人向着衰老方向发展。对于老年期的界定，各国规定的年龄不同。我国老年医学以 45～59 岁为"初老期"，60～79 岁为"老年期"，80 岁以上为"长寿期"。我国通常将 60 岁以后时期确定为老年期。随着人口的老龄化，老年疾病发病率的增高，致残率明显上升，以及老年人对生活质量的要求提高，老年期人口的康复医疗需求越来越多。

（一）老年期生理特点

人的生存有赖于机体各器官正常的生理功能，各器官衰老是人类不可抗拒的自然规律，表现为人须发由黑变白或脱落，颜面部皱纹增多皮肤松弛及色素沉着，眼睑下垂，耳聋眼花，牙齿脱落，脊柱弯曲，步态缓慢，反应迟钝等，呈现出整体水平的衰老。器官的衰老，则表现为组织的萎缩，实质细胞数量的减少，许多重要酶的活力下降，代谢缓慢，储备能力下降以及某种微量元素的缺乏或过高等，导致人体生理功能发生改变。

1. 神经系统的衰退　神经系统随着年龄的增长逐渐走向衰退，在解剖、生理上都会发生逐渐明显的改变。脑、脊髓、自主神经与周围神经都可发生萎缩，细胞数量减少及神经纤维数量减少，影响其生理功能，进而使生理协调与平衡遭受破坏。

成年后随着年龄的增长，脑的神经细胞逐渐减少，脑的重量一般在 60 岁以前就已经开始减轻，继而逐渐出现脑萎缩、脑血管可发生硬化，神经的传导速度降低表现为思维能力下降、记忆力减退或痴呆、动作不协调、智力下降等。由于感觉器官生理性感觉衰退，脊髓神经及脑干传导系统的功能也衰退，尤其是突触的传导发生障碍，故中枢神经系统受到很大影响，反应能力降低。

随着老年人的自主神经系统本质的退行性病变及各脏器细胞数量的减少、萎缩，其功能也相应降低，周围神经纤维及感觉器官的细胞数亦减少。检查颅神经可发现嗅觉、味觉减退，瞳孔缩小，眼球会聚受限，瞳孔对光反应缓慢。老年人的反射受抑制，常由于肥胖或腹壁松弛，使腹壁反射迟钝或消失；深反射的减弱，如踝反射、膝反射，肱二头肌反射减弱或消失，老年人还可出现轻度肌张力增高。

2. 心血管系统的衰退　心脏是人体生命的重要动力器官，在人生中一刻不停地跳

114

动，将血液中的各种营养物质、氧气等输送到身体各个部位。成年后随着年龄的增长，心脏出现各方面衰退表现为心肌收缩力下降、心输出量减少、心脏传导系统发生退行性变，窦房结内的起搏细胞数目减少。成年人随着年龄的增长、寿命的延长，血管（其中主要是动脉的结构和功能）也逐渐发生变化，出现"动脉粥样硬化"的病变。老年人的动脉、静脉和毛细血管均发生老化。因此，老年人容易患动脉硬化、冠心病、脑血管意外等疾病。

3. 呼吸系统的衰退 由于呼吸系统的整体衰退，黏膜、淋巴组织、支气管等退行性变常导致老年人易发生鼻腔出血、吞咽功能失调、易患下呼吸道感染等疾病。老年人由于骨质疏松、脊柱变形、胸椎后凸等问题导致胸廓的前后径增大，横径缩小，使得保护肺脏的胸廓发生改变，又由于胸壁肌肉萎缩，呼吸肌收缩力下降，使得呼吸动度减弱。

由于老年人肺萎缩，肺组织重量逐渐减轻，体积缩小，肺泡壁薄弱，肺泡扩大，支气管黏膜萎缩，纤毛的活动减弱，同时胸廓改变，肺脏老化使肺的生理功能也发生改变。表现为肺活量下降，而残气量增加；肺弹性回缩力减弱，气管的阻力增加；肺泡换气不足，氧气吸入减少，动脉氧分压低，呼吸道防御功能降低，对外界气候变化抵抗能力减弱，咳嗽无力，呼吸道内的异物和痰清除困难而易患呼吸系统疾病。

4. 消化系统的衰退 人体生长发育及能量供应来源于食物中的糖、蛋白质和脂肪。食物要经过机械和化学消化后才能被机体吸收利用。老年人消化系统解剖结构及生理功能的衰退，对其健康及寿命带来一定的影响。消化包括咀嚼等机械消化和一些酶变作用引起的化学消化。主要体现在老年人对食物的口腔搅拌功能低下，吞咽功能欠佳，各种消化液的分泌减少，胃肠蠕动缓慢而出现消化不良，同时易发生便秘。

随着年龄的增长，肝脏实质细胞减少、变性，肝脏萎缩，重量明显减轻。由于肝功能衰退，使蛋白质的合成及储备均减少。老年人的胆囊亦有萎缩，胆囊的收缩减弱易发生胆道系统疾病。此外胰腺重量逐渐减轻，胰腺分泌胰岛素的生物活性下降，导致葡萄糖耐量降低，老年性糖尿病的患病率增高。

5. 运动系统的衰退 运动系统由骨骼、关节和肌肉三部分组成。随着年龄的增长，老年人骨中的有机物质含量减少或逐渐消失，而无机盐却增加，导致骨骼的弹性韧性变差，因此老年人容易发生骨折和骨裂，可伴有脊柱弯曲、变短，身高降低等。肌力也随年龄增长而下降，且肌韧带萎缩，弹性消失、变硬，由于肌强度、持久力、敏感度持续下降，加之老年人脊髓和大脑功能的衰退，使老年人活动更加减少，最终老年人动作迟缓、笨拙，举步抬腿不高，行走缓慢不稳。此外，老年人普遍存在关节的退行性改变，尤以承重较大的膝关节、腰椎和脊柱最明显。

6. 其他

（1）泌尿系统的变化 泌尿系统衰老性变化主要表现为肾脏和膀胱的组织形态改变和功能的减退。老年人容易出现尿外溢、残余尿增多、尿频、夜尿量增多等。

（2）生殖系统的变化 睾丸与卵巢属于内生殖器官，其生理功能是产生生殖细胞，繁殖后代，分泌性激素。随着年龄增长，睾丸逐渐萎缩、重量变轻、体积变小，睾丸血液供给和容积减少，精子生成障碍，有活力精子减少。卵巢体积逐渐缩小，重量逐渐减轻，绝经后期，卵巢分泌功能几乎完全消失，血中雌激素水平日益下降；老年妇女子宫体积缩小，重量减轻，子宫内膜萎缩，腺体分泌减少，子宫韧带松弛，易发生子宫脱垂。

（3）免疫系统的变化 免疫系统的功能随着年龄的增长而衰退，既可使老年人易患感染性疾病，也可使免疫系统的完整性失调，容易产生自身免疫和发生自身免疫性疾病。

（4）感觉器官的变化　老年人皮肤脂肪减少、弹力纤维变性、缩短，使皮肤松弛、弹性差，出现皮肤皱纹。老年人皮脂腺减少、萎缩，皮肤表皮层变薄，细胞层数变少，再生缓慢，同时老年人皮肤色素沉着增加；老年人皮肤中感受外界环境的细胞数减少，对冷、热、痛觉、触觉等反应迟钝；老年人皮肤的毛细血管较稀疏，因此面部皮肤变得苍白。组织血管脆性增加，容易发生出血现象，如老年性紫癜。

（二）老年期心理特征

1. 情绪变化　由于衰老、疾病、家庭结构的变化及社会角色的转换，老年人的情绪变化较大，易兴奋、激惹、喜欢唠叨、常与人争论。常常表现为：①情绪体验强烈而持久；②易产生消极情绪；③"丧失"感；④多在清晨情绪最佳；⑤更加注重情绪或情感的积极体验。

2. 记忆力减退　研究发现，老年人的记忆并非全面衰退，表现为：①初级记忆保持较好，次级记忆减退明显；②回忆能力衰退明显，再认能力衰退不明显；③有意记忆处于主导地位，无意记忆则应用很少；④机械记忆明显衰退，意义记忆保持较好；⑤远事记忆较好，近事记忆衰退。

3. 智力的改变　智力的构成非常复杂，主要包括注意、记忆、想象、思维、观察、实践操作和环境适应等方面的能力，是一种整体的、综合的能力。老年人智力变化的特点是液态智力衰退较早、较快；而晶态智力衰退较晚、较慢，甚至直到 70 岁或 80 岁以后才出现减退，且减退速度较缓慢。总之，智力发展存在不平衡趋势，为老年人智力的开发提供了理论依据。

4. 人格改变　老年人的性格基本上是稳定不变的，即有较强的对传统习惯、作风的保持性，同时表现为保守、固执和顽强。在生活中，常表现为容易怀旧，做事周到、有条理处事沉稳、谨慎。虽反应欠灵活、思维较缓慢，但经验丰富，对事物的判断准确，因此，老年人经常表现出沉默或多言。由于以自我中心，常常影响人际关系，乃至夫妻感情。常见的人格表现有成熟型、安乐型、装甲型、好怒型等。

老年人由于衰老的影响及外界环境的改变，在思想、情绪、生活习惯和人际关系等方面，往往不能迅速适应而产生不同程度的各种心理变化。面对人生最后的旅途，老年人难免出现各种各样的心理问题。此外，树立一个正确的生死观对老年人的心理保健十分重要。在现实生活中，可见到许多老年人生理功能并未衰老，可是在社会偏见和传统习俗的影响下，形成了衰老的自我意识，这是十分不利的，确立正确的生死观，克服死亡带来的恐惧感，以坦然的心态对待死亡，这样才有益于老年人的身心健康。

（三）老年期身心康复保健

有针对性地做好老年人的身心康复保健，对于提高老年人的生活质量，使其安度晚年至关重要。

1. 增强社会适应是保持心理健康的前提　适应是个体对自己的行为进行自我调节和自我控制，以保证与所处环境一致的过程。老年人也不例外，他们常遇到的适应问题有：①观念的适应；②社会角色的适应；③身体变化（疾病）的适应。

2. 加强脑体活动，培养兴趣爱好是延缓身心衰老的关键　适度的体育锻炼不仅有助于延缓衰老，起到健身防病治病、延年益寿的作用，还有助于保持积极的生活态度，起到调节精神、愉悦身心的作用。此外，适当的脑力活动，能延缓脑功能衰退。老年人可以通过坚持学习，锻炼思维，强化记忆来获得无限乐趣和心理上的满足，延缓心理衰老。与此同时可培养老年人多种兴趣爱好，使他们找到新的精神寄托，是保持良好的心理状态，适应新环境变化的有力保证。

3. 改善家庭关系是维持心情愉悦的保证　家庭人际关系是一种特殊的社会关系，具有自然和社会双重属性。改善老人的婚姻，老年人的夫妻关系与代际关系等，有利于老年人的情绪稳定，消除孤独感使老年人晚年生活更丰富与和谐。

4. 合理饮食、安全用药　老年患者的饮食原则应易消化，保证足够的优质蛋白、低脂肪、低糖、低盐、高维生素和适量含钙、铁的食物，饮食宜少量多餐，避免暴饮暴食或过饥、过饱。根据患者的不同病情，制订不同的饮食方案。

老年人的用药特点是种类多、数量多、发生副作用多，用药必须慎重。不规律用药、擅自停药可造成疾病病情反弹，导致严重并发症的发生。由于老年人的记忆力普遍衰退，口服药物易漏服或误服，医护人员或家属必须亲自看患者服下口服药，方可离开，避免药量不足或药物过量。

我们相信通过全社会的关心与老年人自身的努力，能够使老年人老有所养、老有所乐、老有所学、老有所为、安度晚年、健康长寿。

（孙绮彧）

本章小结

本章主要介绍了人体发育的概念、正常发育规律、发育评定，以及人体婴幼儿期、儿童及青春期、成年期生理、运动、心理、言语等能力功能的发育情况。

人体发育学是研究人生的发育全过程的科学。研究对象包括人生各个阶段的生理功能、心理功能、社会功能、人格特征等方面。

通过发育评定，可以发现功能障碍，为制定详细的康复治疗计划，实施正确的康复治疗技术，评判康复疗效提供科学依据，也可以促进康复治疗技术的发展。

习题

扫码"练一练"

一、选择题

1. 在人体发育学的研究范围里，下列选项不正确的是（　　）

A. 运动功能发育：随人体的成分而不断分化、多样化、复杂化的过程

B. 心理功能发育：婴儿期到青春期的性格形成阶段、成年期稳定阶段、老年期至死亡的衰退阶段

C. 智力发育：有助于帮助我们了解脑功能和器质性疾病方面的问题

D. 社会功能发育：主要指社会知觉、人际吸引、人际沟通以及人际相互作用

E. 发育评定：不仅可以了解个体与群体生长发育状况，而且可以发现功能障碍

2. 属于先天性运动功能发育障碍的是（　　）

A. 脊柱裂　　　　　　　　　　　B. 脑膜炎后遗症

C. 少年类风湿关节炎　　　　　　D. Asperger 综合征

117

E. 抽动症

3. 神经心理发育评定中，诊断性评估测验不包括（　　）

A. DDST
B. GDDS
C. WPPSI
D. BSID
E. WISC－R

4. 关于体格发育评定的说法中，错误的是（　　）

A. 儿童体格生长发育评定的指标测量，必须应用统一、准确的工具和方法

B. 发育水平即横断面测量比较，是表示该儿童已达到的水平，可以用以预示该儿童的生长趋势

C. 为了确定个体或群体儿童的生长是否正常，需要提供生长的客观数据以供比较

D. 生长速度是每次的体格测量后，要进行连续的动态轴向观察，看其每月生长发育是否正常

E. 均匀程度，就是对小儿体重、身长等各项指标之间的关系进行评估，用 KAUP 指数表示评价结果

5. 下列选项中描述正确的是（　　）

A. 脊柱的生理弯曲，一般婴幼儿在 2 个月抬头时出现颈曲，6 个月能坐时出现胸曲，10～12 个月学走时出现腰曲

B. 5 岁前的儿童由于眼睛发育不完善，容易造成儿童的生理性近视

C. 婴幼儿期脑发育迅速，刚出生时脑重量平均为 350g，1 岁时达 950g，2.5 岁左右小脑功能基本完善

D. 婴幼儿出生时心脏的迷走神经发育尚未完善，故迷走神经中枢紧张度较低，交感神经占优势，对心脏抑制作用较弱

E. 脑下垂体位于颅腔底部，被称为"内分泌之王"。脑垂体有两个发育最快的时期，一是学龄期，二是青春期

6. 婴儿言语理解能力真正发生的时间是（　　）

A. 8 月
B. 9 月
C. 10 月
D. 11 月
E. 12 月

7. 婴幼儿认知功能的发育过程中，阐述不正确的是（　　）

A. 在婴幼儿认知能力中，最先发育而且发育最快的是感知觉

B. 条件反射的出现是记忆发生的标志，1～3 岁陆续出现情景记忆，词语理解记忆与图形符号记忆

C. 人的认知发育过程是一个具有质的差异的连续阶段，皮亚杰将儿童的认知发育划分为 4 个阶段

D. 对事物的理解过程分为三个阶段：动作表象，映像表象和符号表象

E. 影响了认知发展的因素即成熟、物理环境、社会环境和平衡。成熟是儿童认知发展的决定性因素

8. 真正形成人类心理特点的时期是（　　）

A. 6 个月～1 岁
B. 1～3 岁
C. 3 岁～4 岁
D. 4 岁～5 岁

E. 5 岁~6 岁

9. 关于学龄前期的发育，错误的是（　　　）

    A. 学龄前期是指 3 周岁至 6 周岁，此期发育所面临的问题是感觉统合、性别认同和社会行为的发展

    B. 儿童的运动技能越来越精细，能够把注意力集中在感兴趣的对象上，也能够进行较为细致的观察和进行简单的推理，并且逐渐形成基本的数字概念

    C. 能连续步行半小时以上，能单腿站立 10~15 秒，能踮起脚尖向后方行走

    D. 在该时期，儿童还未建立起性别认同

    E. 思维已经从完全以自我为中心转向能为他人考虑

10. 关于学龄期的发育，正确的是（　　　）

    A. 肺的发育已经成熟，并且在 7 岁左右逐渐转变为腹式呼吸

    B. 儿童的色觉辨别力、言语听觉敏感度开始发展

    C. 是培养和巩固良好的心理、行为和道德品质以及卫生习惯的大好时期

    D. 儿童心脏发育是连续式的，男孩的心脏又比女孩略重

    E. 学龄儿童所有皮层传导通路的神经纤维，在 7 岁末时几乎都已髓鞘化

11. 关于中年期的生理变化特点，不正确的叙述是（　　　）

    A. 肺活量变小　　　　　　　　　B. 胃酸、胃蛋白酶的分泌减少

    C. 脂质代谢功能降低　　　　　　D. 免疫系统功能整体水平下降

    E. 视听能力变化不明显

12. 关于老年人记忆力，正确的叙述是（　　　）

    A. 老年人初级记忆保持差，次级记忆减退较少

    B. 有意记忆应用很少，无意记忆处于主导地位

    C. 老年人的远事记忆较好，近事记忆衰退

    D. 回忆能力衰退不明显

    E. 再认能力衰退明显

13. WHO1991 年提出关于划分年龄分期的标准，中年期一般指（　　　）

    A. 25~35 岁　　　　　　　　　　B. 35~45 岁

    C. 45~60 岁　　　　　　　　　　D. 18~25 岁

    E. 60 岁以上

14. 青年人的认知发育核心是（　　　）

    A. 思维　　　　　　　　　　　　B. 记忆

    C. 观察　　　　　　　　　　　　D. 个性

    E. 气质

15. 一般认为，30 岁以后的个体，其生理功能的衰退平均每年以（　　　）的速度递增

    A. 5%　　　　　　　　　　　　　B. 1%

    C. 8%　　　　　　　　　　　　　D. 10%

    E. 30%

二、简答题

1. 简述感知觉发育的定义及其具体内容。

2. 请简要说明青春期的发育特点。

第八章

社区康复

学习目标

知识目标

1. **掌握**　社区康复的基本概念、目标与任务。
2. **熟悉**　社区康复的工作任务、服务形式；社区康复与机构康复的区别。
3. **了解**　社区康复的发展史、我国康复医学发展现状；社区残疾预防的重要性，区别残疾的三级预防。

能力目标

1. 能够针对社区常见慢性病及功能障碍制定康复计划并实施康复治疗。
2. 学会用社区康复的思维指导社区康复工作。
3. 能够为社区康复发展提供自己的见解。

第一节　社区康复的基本概念

 案例导入

【案例】

患者李某，男，60岁，2年前无明显诱因出现右侧肢体麻木，当时未作特殊处理，半年前无明显诱因突发口齿不清，右侧肢体乏力伴活动障碍，于当地医院就诊诊断为"脑梗死，原发性高血压病"，经降压、康复等治疗后右侧上下肢活动功能有所改善，患者回到社区医院进一步接受康复治疗。

【讨论】

该患者的社区康复目标及手段是什么？

一、社区康复的定义

（一）社区概述

1. 社区　是社会学的一个基本概念，源自希腊语，原是"友谊"或"团契"的意思。社会学家认为，社区是指由居住在某一地方的人们结成多种社会关系和社会群体，从事多种社会活动所组成的社会地域生活共同体。我国政府把社区定义为指聚居在一定地域范围内的人们所组成的社会生活共同体。

2. 社区的构成 社区是人们生活的基本场所，是社会空间和地理空间的结合。它是指具有某种互动关系和共同文化维系力的人类生活群体及其活动区域，因此一个社区的构成包括社区的地域、社区的人口、社区的文化维系力、社区的经济、社会活动及其互动关系。我国的基层社区主要包括农村的乡、镇、村以及城市中的街道居委会等。

3. 社区的分类 依据不同的原则，社区有多种分类方式。按形成方式分为：自然社区、法定社区；按社区的结构及其综合表现分为：农村社区、城市社区；按人口和地域分为：微型社区、中型社区、巨型社区；按社区发挥功能可分为：经济社区、军事社区、宗教社区、文化社区等。

（二）社区康复

社区康复（CBR）是我国学者对"community-based rehabilitation"的一种通俗简洁易懂的翻译，其准确完整的翻译应该是以社区为基础的康复。CBR 最先是由世界卫生组织根据 1978 年的初级医疗保健国际大会《阿拉木图宣言》提出来的。20 世纪 70 年代末开始倡导的一种为了扩大康复覆盖范围，使更多功能障碍者能够享有康复服务的一种方式，尤其适合像我国这样的人口较多的发展中国家。

1. 世界卫生组织（WHO）对社区康复的定义 1981 年 WHO 专家委员会将社区康复定义为："在社区的层次上采取的康复措施，这些措施是利用和依靠社区的人力资源而实施的，包括依靠有病损、弱能和残障的人员本身，以及他们的家庭和社会。"

2. 联合国三大组织对社区康复的定义 1994 年世界卫生组织、联合国教科文组织（UNESCO）、国际劳工组织（ILO）联合发表了《社区康复联合意见书》，对社区康复做了新的定义："社区康复是属于社区发展范畴内的一项战略性计划，其目的是促进所有残疾人得到康复服务，以实现机会均等、充分参与社会生活的目标。社区康复的实施，要依靠残疾人及其亲友所在社区以及卫生、教育、劳动就业和社会保障等相关部门的共同努力。"

2004 年上述三大组织联合修订了《社区康复联合意见书》提出："社区所有残疾人的康复、机会均等及社会包容的一种社区整体发展战略。CBR 通过残疾人和家属、残疾人组织和残疾人所在社区，以及相关的政府和民间的卫生、教育、职业、社会机构和其他机构共同努力贯彻执行。"

3. 我国对社区康复的定义 根据联合国三大组织对社区康复的定义，结合我国国情，目前我国政府对社区康复定义为："社区康复是社区建设的重要组成部分，是指在政府领导下，相关部门密切配合，社会力量广泛支持，残疾人及其亲友积极参与，采取社会化方式，使广大残疾人得到全面康复服务，实现机会均等，充分参与社会生活的目标。"

 知识链接

容易与社区康复混淆的概念

1. 社会康复 是全面康复的组成部分，从社会学角度依靠社会帮助和残疾人自身力量，采取有效措施以减少和消除不利于残疾人进入社会的各种障碍，使残疾人能够享有与健全人同样的权力与尊严，平等参与社会生活并充分发挥自己的潜能，自强自立，为社会履行职责、作出贡献。

2. 社区医疗 是医疗机构向附近的居民提供以家庭为基地的医疗、保健服务。

（三）社区康复的产生和发展

1. 国际社区康复发展历程　二战后，康复医学的概念得以确立，美英等国把战时取得的康复经验运用到和平时期，建立了许多康复中心，20 世纪 70 年代初，一些发达国家开展了在家庭和社区水平的康复服务，取得了较好的效果，为社区康复的产生起到了积极的促进作用。

1976 年 WHO 提出一种新的、有效的、经济的康复途径即社区康复以扩大康复服务覆盖面，使发展中国家的残疾人也能享有康复服务。

1978 年《阿拉木图宣言》会议中确定了在初级卫生保健中应包括保健、预防、治疗和康复，要求在社区层次上为包括残疾人在内的居民提供保健、预防、治疗和康复服务。WHO针对专业康复医疗机构的局限性提出了社区康复这一新的残疾人服务方式。

1981 年，联合国将此年定为残疾人年。次年 12 月宣布 1983～1992 年为"联合国残疾人十年"，并制定了残疾人十年（1983～1992）社区康复全球发展规划，使得社区康复愈来愈受到世界范围的广泛重视。

1983 年，WHO 全面管理社区康复，并得到了联合国众多组织的支持。同年，WHO《在社区中训练残疾人手册》经试用后，被译为 15 种文字开始推广。

1985 年，英国伦敦大学开设"社区康复计划与管理"课程，全球培训、地区性培训工作迅速开展。

1989 年，WHO《在社区中训练残疾人手册》译成 50 多种文字，被广泛使用。

1992 年，WHO 大会对全球社区康复发展进行了评估，专题报告中指出："社区康复虽然在全球有所发展，但从整体上看，仍然落后于保健、预防和治疗的发展水平"。同年第 47届联大会确定每年 12 月 3 日为国际残疾人日。

1993 年，由海兰德博士编著的《偏见与尊严—社区康复介绍》一书出版。

1994 年，联合国发表了"残疾人机会均等标准规则"，同年世界卫生组织、国际劳工组织和联合国教科文组织共同制定了《社区康复联合意见书》，进一步明确了社区康复的定义、目标、方法、持续发展的条件及加强部门间的合作等要点。

1999 年，《偏见与尊严—社区康复介绍》一书再版，以更新的观念对全球残疾的发生情况、康复需求情况、社区康复定义、管理框架、技术要素、测评估及未来发展预测等方面进行了全面阐述。

2003 年，在赫尔辛基召开的国际社区康复回顾与咨询大会对社区康复的建设与发展提出了许多重要建议。

2004 年世界卫生组织、联合国教科文组织、国际劳工组织联合发表新的《CBR 联合意见书》该书反映了社区康复方法从提供服务到社区发展的转变，强调 CBR 是为社区所有残疾人的康复、机会均等、减少贫困和社会包容的一种社区整体发展战略。

2006 年 12 月 13 日，联合国通过了《残疾人权公约》。

2010 年，世界卫生组织、联合国教科文组织、国际劳工组织、国际残疾和发展联盟联合出版《社区康复指南》，指南总结了 30 多年全球发展中国家社区康复经验，该指南反映了国际社区康复发展的最新理念和模式，提出了发展中国家残疾人康复最迫切的需求和可行的解决办法。

2. 我国社区康复发展历程　我国社区康复起步较晚，自 1986 年开始开展社区康复工作，先后经历了起步、试点、推广、发展四个阶段。

（1）起步阶段（1986—1990 年） 1986 年，WHO 在香港和菲律宾举办了"现代康复原则、计划与管理"研讨班，为我国培训出十余名社区康复骨干。同年，《在社区中训练残疾人》手册译成中文出版发行。1986 年年底卫生部在山东、吉林、广东、内蒙古自治区城乡开展社区康复试点工作，试点在社会发动、组织管理、技术支持、医疗康复训练、实现残疾人全面康复目标等方面进行大胆探索，取得了很多具有示范性的经验。与此同时，国家民政部倡导在城市中开展社区服务，其中就包含了对残疾者的康复服务，为促进残疾者在职业康复和社会康复方面作出了有益贡献。

1988 年 3 月中国残疾人联合会（以下简称中国残联）成立。中国残联成立以来便认识到了社区康复是使绝大多数残疾者享有康复服务的最佳途径，大力推进 CBR 事业的发展。这一年我国开始实施"中国残疾人事业 5 年工作纲要"，开展了白内障复明手术、小儿麻痹后遗症矫治手术、聋儿听力语言训练，即抢救性三项康复。

（2）试点阶段（1991—1995 年） 我国制定和实施了《康复医学事业"八五"规划要点》和《中国残疾人事业"八五"计划纲要（1991 年—1995 年）》，采取很多有利于社区康复发展的措施，明确规定了在"八五"期间要逐步推广社区康复，把康复医疗落实到基层。要求康复医疗机构作为技术指导中心，开展残疾预防、康复医疗、康复科学研究、培训康复人才及指导社区康复工作。

1990 年，我国颁布《中华人民共和国残疾人保障法》，从此社区康复具备了法律保障，残疾人保障法对残疾人的权利、康复、教育、劳动就业等做出了明确规定，并确定每年 5 月的第三个星期日为全国助残日。

（3）推广阶段（1996—2000 年） "九五"期间《中国残疾人事业"九五"计划纲要（1996 年—2000 年）》确定的康复工作目标是：完善社会化的康复服务体系，以社区和家庭为重点，广泛开展康复训练，使残疾人普遍得到康复服务；实施一批重点工程，使 300 万残疾人得到不同程度的康复，开发供应一批急需、适用的特殊用品和辅助用具，帮助残疾人补偿功能、增强能力。

（4）发展阶段（2001 年至今） 2002 年第三次全国残疾人康复工作会议提出要在 2015 年实现残疾人"人人享有康复服务"的宏伟目标，发展社区康复是实现这一目标的基础和关键。

2005 年，国家民政部、卫生部、中国残联三部门为了加快改革创新步伐，充分利用社会资源，提高残疾人社区康复服务水平，决定从 2005 年开始在全国开展残疾人社区康复示范区培育活动，采取树立典型、以点带面的方式，促进残疾人社区康复工作的发展，推动残疾人"人人享有康复服务"目标的实现。

2008 年 3 月，中共中央和国务院发表了关于促进残疾人事业发展的意见，意见指出：关心残疾人，是社会文明进步的重要标志。残疾人事业是中国特色社会主义事业的重要组成部分。特别提出要加强残疾人医疗康复和残疾预防工作，保障残疾人享有基本医疗卫生服务，保障残疾人的医疗康复需求。同年《中华人民共和国残疾人保障法》进行了 6 大方面的修订，以更好地保护和发展残疾人权利。

在此期间，我国每五年发布一次中国残疾人事业发展纲要，每一个发展纲要都在总结上一纲要完成情况的基础上，确定下一个五年的工作目标和任务，为进一步完善我国社会化的康复服务体系、提高康复服务水平，实现残疾者普遍享有康复服务起到了非常积极和重要的作用。

从以上可以看出我国自 1986 年开始开展社区康复工作以来，党和政府一直十分重视残疾人工作和社区康复工作，在积极推进城乡社区建设的同时，综合利用社会各种资源，采取社会化的工作方式努力推进社区康复不断向前发展。经过 30 多年的实践，我国社区康复取得了一定的成绩，积累了一些经验，为今后残疾人康复事业和社区康复工作的进一步发展打下良好的基础。

二、社区康复的目标与总体任务

（一）社区康复的工作目标

1. 使康复对象身心得到康复　通过社区康复训练，使残疾者生活能够自理，保证残疾人能够最大限度地增强他们的躯体及心理能力，享受正常的公益服务及平等的学习、就业机会，并为社区和整个社会作出积极的贡献。

2. 使残疾者能成为社会平等的一员　激活社区的积极性以通过社区内部改变的方式促进和保护残疾人的人权，使残疾者能融入社会，不受歧视，不受孤立和隔离，消除残疾人参与社会活动的障碍，使其能得到必要的方便条件和支持，更好地参加社会生活。

（二）社区康复的总体任务

社区康复是为社区内各类残疾人提供医疗的、教育的、职业的和社会的康复服务。在我国残疾人事业刚刚起步，第一次全国残疾人抽样调查后确定的任务目标为"依托城乡组织、医疗预防保健网、社区服务网、残疾人组织、福利企事业单位和残疾人家庭，建立社区康复网络，开展社区康复工作"。这任务目标是基于当时社区康复理念引入我国不久、康复机构和人员极少的情况下提出的。随着社会化服务网络的建设，搭建社区和家庭层面的康复服务平台，"十五"时期国家提出了残疾人"人人享有康复服务"的目标，为社区康复的发展提供了更加广阔的发展空间，更加强调以需求为导向提供社区康复服务。

"十一五"时期，第二次全国残疾人抽样调查的数据为残疾人社区康复的发展和政策的制定提供了有力依据，更加强调社区康复人才的培养和专业化服务水平的提升，提出任务目标为"全国 80%的市辖区和 70%的县开展规范化的社区康复服务，使各类残疾人得到基本康复服务；依托各级各类康复机构、社区和家庭，为 2000 万残疾人提供社区康复服务。"这一时期，国内外相继颁布各项残疾人相关保障法及条约，我国社区康复在良好的国内国际政策环境中进一步发展。

"十二五"时期，社区康复工作在多年发展的基础上强调"提标扩面"，出台了社区康复站、社区康复协调员的工作规范等政策文件，并以社区康复示范站的建设推进社区康复的发展。同时国际上社区融合发展的理念不断深入，社区康复的服务内容随之不断丰富，社区康复的发展因时因地、因人、因势的不同，"任务目标"发生着巨大变化。残疾人社区康复随着残疾人事业的整体前行而不断深入、随着国家大势的发展而调整、随着国际残障康复理念的进步而更新。

目前国家"十三五"残疾人事业已经启动，随着国家加快养老服务业、促进健康服务业，政府向社会力量购买服务以及推进残疾人小康进程、精准康复、康复扶贫等各项事业的发展，社区康复在我国残疾人康复事业中将扮演更加重要的角色。

三、社区康复的特点

社区康复是机构康复的延续，是伤病后及残疾者在社区内继续得到康复服务的保证。基于我国目前的国情，社区康复具有以下的主要特点。

（一）社区为本，政府领导，社区成员全面参与

社区为本是指社区康复由社区管理、社区参与、社区支持、社区受益，社区康复是在社区范围内进行，是社区经济和社会发展事业的一个组成部分。因此，由社区负责计划组织和领导，全社区参与，依靠社区资源开展社区残疾人的康复服务。我国已经将社区康复纳入国家的社会经济发展计划之中，并给予全方位的支持，政府不但明确了社区康复工作的任务、目标、实施步骤和主要措施，还为社区康复提供人员安排、场地支撑等方面的支持，为社区康复的发展提供了强有力的保障。

（二）全面康复，充分利用有限的资源

社区康复贯彻全面康复的方针，为残疾人提供医疗、教育、职业、社会各方面的康复服务。在执行全面康复原则时，一方面充分发挥社区的潜力，在社区所能及的范围内尽量为残疾人进行身心的功能训练、帮助残疾人上学和就业、促进残疾人回归社会、融入社会；另一方面我国是发展中国家，人民生活并不富裕，因此在社区康复中需要我们充分利用有限的各种资源，利用和发挥当地康复中心、康复医院、学校和省、市、县的残疾人康复服务指导中心等康复技术资源中心的技术支持作用，尽量使社区的残疾人得到全面康复。总之，要充分宣传和动员专业机构、慈善组织、社会和民间团体、志愿者等积极参与社区康复服务，在人员、资金、技术、科研等方面提供支持。

（三）网络组织结构

我国的社区康复采取社会化的管理方式，依靠社区原有的卫生保健、社会保障、社会服务、网络等多方共同协力开展康复服务，形成了由卫生部门、民政部门和残疾人联合会密切协作下的三级组织网络结构——以县（区）为主导，以乡（街道）为枢纽，以村（居委会）为基础。社区康复既是社区的卫生保健工作，又是社区的社会福利和社会服务工作，要求社区的卫生、民政、社会服务等部门共同参与、密切配合，为了使各部门之间的工作能更好地综合、协调和统一，有必要建立和完善地方的残疾人康复服务组织管理网络、技术指导网络和社区康复训练服务网络，体现政府领导、部门配合、社会参与、共同推进的社会化工作机制。

（四）就地就近，广泛参与，简便有效

社区康复的训练场所就地、就近、就便；康复训练方法简单易行；康复训练器具因陋就简；康复训练时间经常、持久；康复训练对象面向城乡基层社区。社区康复不仅需要康复工作者积极开展工作，还需要患者、患者家属、护工和志愿者的广泛参与。患者和患者家属应参与康复计划的制订和实施，主动积极开展康复训练并参与为其他康复对象提供服务。社区康复效果良好，资金投入少，服务覆盖广。社区康复与机构康复的比较见表8-1。

表8-1 社区康复与机构康复的比较

项目	社区康复	机构康复
康复场地	社区或家庭	康复机构或医疗机构
康复模式	全面康复	主要是医疗康复
康复手段	因地制宜，简便有效	专门的康复手段
费用及便捷性	费用较少，十分方便	费用昂贵，机构康复常集中于城市，偏远地区就诊不便
服务覆盖	覆盖面广，受益面大	少数人有机会得到服务
适用对象	适宜于社区广大残疾人和伤病人士在康复中、后期采用	适宜于康复早起及复杂疑难病例

四、社区康复的工作方法及内容

社区康复贯彻全面康复、重返社会的基本原则，为残疾人及其他康复对象提供医疗、教育、职业、社会康复，具体内容和方法如下。

1. 依靠社区的力量开展残疾预防工作　依靠社区的力量，落实各项有关残疾预防的措施，比如预防接种、营养保健及卫生宣传教育工作，将残疾预防与康复知识的普及纳入居民健康教育，举办培训班，发放普及读物，开展康复咨询和指导，减少社区中残疾的发生及降低残疾程度。

2. 开展社区康复需求和康复资源调查　依靠社区的力量，在社区范围内对残疾情况进行调查，了解残疾的分类、分布、人数、残疾程度、致残因素、生活自理程度、康复需求及社区康复资源等，并进行统计分析，有利于制订康复计划和社区康复的实施。

3. 建立完善的康复训练服务体系，提供康复服务　医疗康复依靠社区的力量，以基层康复站和家庭为单位，采取各种简便易行的治疗和训练措施对有康复潜能的残疾人开展必要的、可行的功能训练，如生活自理训练、步行训练、家务活动训练、心理辅导等，最大限度地恢复病、伤、残者生活自理能力，对疑难的复杂的病例可请康复机构中的技术人员会诊，或转诊到上级医院或康复中心的有关专科进行康复诊疗。

4. 教育康复　依靠社区的力量，组织残疾儿童接受义务教育或特殊教育，如为社区内残疾儿童开办特殊教育学习班，充分开发残疾儿童大脑智能的潜力，使每一位残疾儿童获得基本的、所能达到的最高知识水平，为今后就业及参与社会生活打下基础，使残疾儿童能与健康人一样，同样享有教育的机会。

5. 职业康复　依靠社区的力量，对社区内还有一定劳动能力的、有就业潜力的青壮年残疾者提供就业咨询和辅导，也可以介绍到区（县）、市职业培训中心进行就业前评定和职业训练。为社区内的残疾人提供就业机会，尽可能安排在社区内的工厂、车间、商店、公司等单位。

6. 社会康复　依靠社区的力量，组织残疾人与健康人一起或残疾人单独参加文娱体育和社会活动，增强健康人与残疾人之间的理解和联系；帮助残疾者解决医疗、住房、交通和社会参与等方面的困难和问题；在社区对公众包括残疾人家属进行宣传教育，提倡人人平等，克服偏见及歧视等不道德现象，形成尊重、关心、扶持、帮助残疾人的良好社会风气，使他们能正确地对待残疾和残疾者，形成一个和谐的社会环境，共同帮助残疾者重返社会。

7. 独立生活指导　依靠社区的力量，提供有关残疾者独立生活的咨询和服务，如有关残疾者的经济、法律、权益的咨询和维护；有关残疾者用品、辅助用具的购置、使用和维修服务；独立生活技能咨询和指导等。

（孙绮彧）

126

扫码"学一学"

第二节　社区康复服务

 案例导入

【案例】

患者刘某，男，38岁，因"车祸"入院治疗。患者2个月前发生车祸导致T₁₁椎体压缩性骨折。查体：双上肢正常，双下肢所有肌力0级，双侧T₁₂及以下触觉、痛温觉完全消失，骶尾部运动感觉完全消失。经过积极的床边康复，患者现坐位平衡已达到三级，可独立操作轮椅。

【讨论】

此患者出院后，社区可提供哪些康复服务？

一、社区康复的服务对象

社区康复服务的主要对象是残疾人、有功能障碍的慢性病患者和老年人等有康复需求的社区人群。

（一）残疾人

残疾人相关内容参见本书第六章。

（二）慢性病患者

慢性病，也被称为慢性非传染性疾病，是指由于多种因素长期积累造成的慢性疾病的总称。常见的能够在社区进行预防和康复治疗的慢性病包括心脑血管疾病（如高血压、冠心病、脑卒中等）、代谢性疾病（如糖尿病等）、呼吸系统疾病（如慢性阻塞性肺疾病、慢性支气管炎等）以及各种原因造成的慢性疼痛（如颈椎病、肩周炎、关节炎、腰椎间盘突出等）。

目前，慢性病已经逐渐成为严重危害我国居民健康的主要公共卫生问题之一。随着社会经济迅速崛起，城乡居民生活水平显著提高，居民生活行为方式发生改变，使城乡居民慢性病患病率逐年上升，严重危害着居民健康和生活质量。全国疾病监测系统资料表明，1991—2000年中国慢性病死亡占总死亡的比例呈持续上升趋势，已经由1991年的73.8%上升到2000年的80.9%，死亡数将近600万。据统计，我国高血压患者已超过1.6亿人，高血压患病率呈持续增长趋势，1991—2002年，患病率上升31%，患病人数增加7000多万人；糖尿病患者2346万人，中老年人是糖尿病的主要受害人群，与1996年相比，仅仅6年时间，大城市中人群患病率上升40%。根据WHO报告，2005年全球总死亡人数为5800万，其中近3500万人死于慢性病，而中国慢性病死亡人数占了750万。目前，慢性病已经成为全世界几乎所有国家成人的最主要死因。因此，在社区的慢性病防治中，必须加大对慢性病的规范化管理，利用健康教育这一平台向居民普及心脑血管疾病等慢性病的防治知识，帮助人们建立健康的行为和生活方式，利用适当的康复治疗技术，指导患者改变不利于健康的行为方式，提高辖区慢性病人的生活质量和身体健康质量。

慢性病其实是一种生活方式疾病，膳食结构不合理、缺乏身体活动以及吸烟是造成多种慢性疾病的三大行为危险因素。因此，保持健康的生活方式是最经济、最有效的预防手段。国务院在《中国防治慢性病中长期规划（2017—2025 年）》中提出推进全民健康生活方式行动，开展"三减三健"（减盐、减油、减糖、健康口腔、健康体重、健康骨骼）等专项行动，开发推广健康适宜技术和支持工具，增强居民维护和促进自身健康的能力，将有助于慢性病的治愈、控制和发展。

慢性病一旦发病，将会对家庭和社会造成包括提供服务的费用（医药费、住院费、预防费）及接受服务的费用（患者及伴护人员的差旅费、伙食费、营养食品费等）在内的直接经济损失和包括患者因病损失的工作时间、因病降低工作能力而引起的经济损失、因病而引起的过早死亡损失的工作时间以及伴护人员、亲属损失的工作时间在内的间接经济损失。据统计，罹患一次慢性病的住院费用至少是农村居民年收入的 1.5 倍，给农村居民带来沉重的经济负担，使他们陷入"因病致贫，因病返贫"的困境。因此，在社区积极开展慢性病康复工作，既可以减轻这些病人的痛苦，恢复健康生活，提高生活质量，又可以减轻家庭和社会的负担，提高社会劳动力水平，促进社会、经济文明的发展。

（三）老年人

据国家统计局公布的数据，截至 2018 年年底，我国 60 周岁及以上人口达到约 2.49 亿人，占总人口的 17.9%；其中 65 周岁及以上人口约 1.67 亿人，占总人口的 11.9%。2018 年一年新增老年人口超过 800 万人。目前我国老年人口仍呈快速增长趋势，预计到 2050 年前后，我国老年人口数将达到峰值 4.87 亿，占到总人口的 34.9%。老年人口中 60% 的人患有多种老年病或慢性病，迫切需要进行康复医疗。

做好老龄工作是提高老年人生活品质，延年益寿，减少家庭、社会负担，让老年人充分发挥余热，为社会作贡献所面临的重要课题。党的十一届三中全会以来，我国的经济建设、综合国力、人民生活水平都上了一个大台阶，人民的物质生活、精神生活的逐步改善，而人口老龄化却仍然超前于现代化，"未富先老"和"未备先老"的特征日益凸显，老年人面临着贫困、疾病、失能、服务、照料、精神关爱等诸多困难和问题，因此，完善社区康复变得愈加重要。

据 2006 年我国第二次残疾人抽样调查结果显示，我国 60 岁以上老年残疾人比重逐年上升，已经高达 50% 以上。近年我国对老年保健医疗日益重视和加强，但仍赶不上我国人口老龄化的增长速度，老年残疾人的问题也日趋严重，必须高度重视。老年残疾人多是以视力、听力、语言和肢体残疾为主的综合残疾，他们的康复需求各有不同，依据其残疾类别而有所侧重。老年视力残疾的致残原因主要是老年性白内障等眼疾患，主要康复需求多为医院治疗，所以需要加强老年白内障的预防治疗和提高手术质量。老年听力语言残疾人主要康复需求多为装配助听器，因此需要加强各种导致老年性耳聋疾患的预防和开拓助听器市场。老年肢体残疾人的主要康复需求多为家庭康复和功能训练，因此需要大力加强社区康复和家庭康复服务工作。

二、社区康复的工作任务

根据康复的目标，结合社区的具体情况，社区康复的工作任务主要包括以下几方面。

（一）社区残疾预防

社区康复网络承担残疾预防的工作责任，结合各部门的业务领域在残疾预防中发挥作用。如开展预防接种、环境卫生、保健咨询、营养卫生、精神卫生、安全防护、优生优育和卫生宣传教育等活动。把"预防为主"的方针渗透到社区卫生、劳动安全、计划生育、环保、教育工作中，形成社区公众的意识和行为，有效地防止各种残疾的发生。

（二）社区残疾调查

社区康复服务的主要对象是残疾人，因此，调查本社区残疾的发生情况是十分必要的。调查内容主要包括残疾人数量、残疾种类、致残原因、残疾人分布、残疾状况、社会概况等。通过调整分析，为开展社区康复服务提供准确客观的依据，奠定社区康复计划的基础，保证社区康复的科学性。

（三）社区医疗康复

对本社区的残疾人进行以家庭或乡镇及街道为基地的康复医疗和功能训练，改善其生活自理能力和劳动能力，逐渐适应家庭及社会生活。将复杂和疑难病例转诊上送到较高层次机构进行康复治疗。社区的康复站在社区邻里中发挥着承上启下的中间性康复机构的作用，同时还要开展围绕残疾的三级预防工作。

（四）社区职业康复

对本社区有劳动能力的残疾人提供就业咨询和辅导，给予就业能力评定和必要的职业适应性训练，帮助他们解决就业安置问题。

（五）社区教育康复

帮助本社区残疾儿童上学，完成九年义务教育，组织安排好社区内残疾儿童的特殊教育。

（六）社会康复

组织本社区的残疾人开展文体活动和社会活动，为残疾人尽可能全面地参与社会生活创造条件。对社区的群众、残疾人及其家属进行宣传教育，消除歧视残疾人的偏见，正确对待残疾人，尊重、支持他们自强、自立、自尊的意识和信念，帮助他们融入社会大家庭成为平等的一员。帮助残疾人改善家居环境及社区内的无障碍生活环境，以利于残疾人的生活和工作，营造良好的适于残疾人生存的精神和物质社会环境。

三、社区康复的服务形式

社区康复是综合、协调和统一各相关部门工作的服务网络。康复服务网络以社区为基础、家庭为依托，将残疾人社区康复纳入城乡基层卫生服务范围，依托社区卫生服务中心（站）和乡镇卫生院、村卫生室开展残疾人康复工作，同时充分发挥社区服务中心、社区卫生服务中心（站）、乡镇卫生院、学校、幼儿园、福利企事业单位、工疗站、托（养）老和残疾人活动场所等现有机构、设施、人员的作用，建立适合各类功能障碍者康复需求的康复站，资源共享，形成社区康复服务网络，为功能障碍者提供就地就便、及时有效的社区康复服务。

在社区康复服务网络中，社区康复服务工作主要通过以下几种形式进行。

（一）康复服务站

县（区）残疾人康复服务指导站由县（区）卫生、民政部门及县医院或康复医疗机构懂得康复管理和康复医疗或训练的行政或专业人员负责指导站工作，指导本地社区残疾调查、社区康复计划和布局，以及康复训练的组织和实施，提供转诊服务或指导安排好社区的转诊上送。

社区基层康复站依托在乡镇或街道卫生院（医院），或社区服务中心，由一名懂康复（接受过工作培训）的院长（副院长）或主任（副主任）担任站长，负责指导和管理基层康复员，组织指导全社区残疾人的康复训练。社区康复站内设有康复室，可供残疾人在康复指导下应用一些器械或用具进行训练，并可提供简单的康复服务。

（二）上门服务

上门服务是指以康复资源中心为基地，组织具有一定水平的康复技术人员（一般是专业的康复治疗师），离开康复机构到病、伤、残者家庭或社区进行康复技术指导和实际技术操作培训，解决一些康复中的疑难问题，为他们提供上门的康复服务，是社区康复的一种有效形式。

（三）家庭康复服务

以家庭为基地的功能训练，是社区康复的主要内容，在有残疾人的家庭建立家庭训练点，由基层康复员、家庭训练员或志愿工作人员负责指导、观察残疾人在家庭进行必要的功能训练。

家庭康复指导人员针对残疾人的康复需求制订训练计划，为他们及其亲友提供训练知识、训练方法及转介服务，指导他们在家庭中开展康复训练，负责填写康复训练档案和进行康复评估。帮助或协助残疾人家庭制作简易、实用的训练器具，使残疾人能顺利的实施康复训练计划。在整个康复训练计划中应充分调动残疾人及其家庭的积极性，最大限度地发挥残疾人的主观能动性。

第三节　社区康复训练与服务原则

扫码"学一学"

📋 **案例导入**

【案例】

患者李某，男，56岁，因"左侧基底节出血"急诊行"去颅骨瓣减压术＋脑内血肿清除术"，现术后3月，病情稳定。查体：神志清楚，反应正常，言语尚流利，右侧偏瘫；能独立步行，右足内翻下垂，膝过伸，下肢负重能力差。

【讨论】

此类患者的社区康复的意义及目标是什么？怎样达到康复目标？

扫码"看一看"

一、常见伤、病、残者的社区康复

社区中常见的伤、病、残者包括脑卒中偏瘫、脊髓损伤、骨关节炎、颈椎病、下腰痛、原发性高血压等病的病人，多是经过门诊治疗或住院康复后仍需继续康复或干预的疾病。

（一）脑卒中的社区康复

脑卒中是一种急性脑血管疾病，是指由于脑部血管突然破裂或因血管阻塞导致的急性脑血管循环障碍引起的持续性脑功能缺损的一组疾病。据调查，我国每年脑卒中新发病例约200万，致残率为86.5%。由于病变的性质、部位、范围等不同，脑卒中患者可能出现不同的功能障碍，偏瘫是脑卒中患者最常见和最重要的功能障碍。由于大脑损伤后具有可塑性，脑卒中后功能恢复可通过运动生理学、神经发育学、运动再学习和强化记忆等方法，使患者重新获得运动功能。

偏瘫属于典型的上运动神经元损伤。在上运动神经元损伤后，脊髓反射弧是完整的，但由于来自上运动神经元调控作用的丧失或破坏，致使在运动恢复时导致运动和姿势反射机制的紊乱，一些较为原始的异常姿势反射模式得以释放：如联合反应和共同运动取代了正常的随意运动；异常的姿势反射取代了正常的体位反射、平衡反应和其他保护性反应的协调活动；抗重力肌的痉挛取代了正常的肌肉姿势张力。依据大脑具有可塑性的原理，利用大脑的功能重组来对偏瘫患者进行训练时，如果我们不特别注意分析这些异常的运动模式，一味地对抗重力肌进行肌力训练，患者将会强化错误的运动模式，以错误的模式来"恢复行走"。因此，在训练的过程中，应强调正确的康复训练方法，使患者以接近正常的步态恢复行走的功能。

据国外有关资料报道，脑卒中住院患者的去向为：死亡 18%～25%，转入康复机构 5%～20%，转入护理之家 15%～30%，转入家庭 35%～60%。从资料可以看出，脑卒中患者急性期之后，回归家庭或转入护理之家者占绝大多数。而在我国，脑卒中住院患者回归家庭的比例可能更高。由此可见，积极开展脑卒中社区康复有着非常重要的现实意义。

1. 社区康复目标 脑卒中偏瘫患者的康复目标主要是采取各种综合康复措施，最大限度地预防残疾的发生、减轻残疾的程度和促进功能障碍的恢复；通过对环境的无障碍改造，配备辅助器具，帮助患者充分发挥残余功能，以争取达到最大程度的生活自理，回归社会。康复目标分为长期目标、中期目标和短期目标。为了达到最终预期的长期目标，需要根据患者的实际情况分阶段逐步加以完成。

2. 偏瘫的评定 偏瘫的评定方法包括以下几个方面。

（1）运动功能评定 包括 Brunnstrom 法、Bobath 法、上田敏法及平衡协调能力评定。

（2）ADL 评定 如 FIM 和 Barthel 指数评定。

（3）生活质量评定量表 常用的有 SF-36、WHO-QOL100、生活满意度量表等。

（4）其他功能障碍的评定 如感觉评定、认知功能的评定、言语的评定及心理评定等。

3. 社区康复治疗 脑卒中的康复治疗包括物理治疗、作业治疗、传统康复治疗、言语治疗、心理治疗及假肢矫形器等辅助器具的应用等方法。

（1）软瘫期康复治疗 软瘫期通常指发病开始 1～3 周内，相当于 Brunnstrom 法 Ⅰ-Ⅱ期，此期患者生命体征平稳，但患侧肢体肌力及肌张力低下，腱反射减弱。治疗的目的主要是预防压疮、废用综合征及痉挛模式的发生，并为主动性训练创造条件。这阶段的训练主要在床上进行。

1）良肢位摆放 偏瘫早期的康复治疗中，早期卧床时正确的体位摆放可以预防和减轻屈肌或伸肌痉挛模式的出现和发展。一般患者上肢出现的典型的痉挛模式为：肩胛下沉后缩、肩关节前屈、肘关节屈曲、前臂旋前、腕关节掌屈、手指屈曲；下肢出现的典型的痉挛模式为：下肢外展外旋、髋膝关节伸直、足下垂内翻。因此，在床上肢体宜置于抗痉挛体位，以每 2 个小时转换一次体位为佳。对抗痉挛的体位摆放如下。

①患侧卧位：患侧在下，健侧在上。患者头部垫枕，躯干稍向后旋转，后背用枕头支撑。患臂前伸，将患肩拉出以避免受压和后缩；肘关节伸展，前臂旋后，手指自然伸开，掌心不应放置任何东西，以免诱发抓握反射。患腿髋关节略后伸，膝关节稍屈曲，放置舒适位。健侧上肢放在身上或稍后方，避免放在身前，健侧下肢放一枕头支撑。患侧卧位可增强患侧的知觉输入，并使整个患侧被拉长，从而减少痉挛。

②健侧卧位：健侧在下，患侧在上。患者头部垫枕，胸前放一枕头，身体前倾，患肩前伸，使肘关节、腕、掌指关节伸展放在枕上。患侧髋、膝关节自然屈曲向前放在枕头上，健侧肢体自然放置。健侧卧位是患者最舒适的体位。

③仰卧位：仰卧位因受颈紧张反射和迷路反射的影响，异常反射活动较强，也容易引起骶尾部、足跟外侧或外踝部发生压疮，因此，该体位应尽量少用，或仅作为体位更换的过渡性体位。

④床上坐位：髋关节屈曲接近直角，脊柱伸展，背后垫枕，上肢交叉放于前方桌上或枕头上。此姿势应用时间不宜过长，仅在进食及排泄时使用。

2）被动活动　肢体瘫痪后，关节长期不活动会发生挛缩、畸形，导致关节活动受限。肢体的关节被动活动，有助于防治关节挛缩和变形，还可促进肢体的血液循环和增加感觉输入。对患肢所有的关节按照由远及近的顺序做全范围的关节被动活动，每日2～3次，直至患肢恢复主动运动。

3）床上主动活动　早期床上活动是脑卒中康复的重要内容之一，目的是使患者独立完成各种床上的早期训练后达到独立完成从仰卧位到床边坐位的转移。

①上肢自主被动运动：双手交叉Bobath握手，利用健侧上肢进行患侧上肢的被动活动。

②桥式运动：是一种仰卧位下的屈髋屈膝挺腹动作，可训练患者伸髋能力，包括单侧桥式运动、双侧桥式运动和动态桥式运功等。

③翻身练习：定时翻身可有效预防压疮，并可促进全身反应和肢体活动，包括向健侧翻身及向患侧翻身。

④起坐训练：尽早坐起可防止肺部感染，并能改善心肺功能。通常从半卧位开始，如无明显的不适症状，再加大角度，并逐步延长坐位时间，开始进行起坐训练。

4）其他　通过轻柔、缓慢而有规律的按摩手法给予患侧肢体一种运动感觉刺激，促进血液循环和淋巴回流，对防治深静脉血栓形成有一定作用；用功能性电刺激，选择性的刺激肌肉，使相应的肌肉收缩，防止肌肉萎缩等。

（2）痉挛期康复治疗　一般为发病后2～3周开始，持续2～3个月，相当于Brunnstrom Ⅲ～Ⅳ期。这一时期是瘫痪侧肌张力开始增高，出现痉挛直至痉挛大部分消退的一段时期。在此阶段患者开始恢复主动运动，但出现典型的上肢屈肌及下肢伸肌的痉挛模式，同时由于联合反应、共同运动的存在而不能进行随意、协调的运动。这一时期康复的目的是以缓解痉挛为主，促进分离运动出现，建立正常的运动模式。本阶段功能锻炼主要包括：坐位和准备站起的训练；站起和坐下训练；站立和行走训练；上肢运动控制训练；肘部控制训练；手功能训练；跪位训练。

（3）恢复期康复治疗　相当于BrunnstromⅣ期后，此时痉挛开始减弱，但肌力仍然较弱，患者的分离运动逐步形成，共同运动模式逐渐减弱，但仍不能完成比较精细的、协调的随意运动，尤其不能完成比较快速的运动。为了使患者能够更好地回归社会，需要进一步训练步行能力，进行各种有意义的ADL训练，同时防治各种偏瘫并发症。这一时期康复内容主要有以下几方面。

1）步行训练　首先训练患者对患侧膝关节支撑时的控制能力，令患者保持膝关节于轻度屈曲位，避免由于下肢伸肌痉挛模式而出现膝过伸的异常姿势。患侧迈步训练时，可用手控制患侧骨盆，并提示患者屈曲膝关节，防止由于下肢伸肌共同运动而发生"画圈"步态。另外，通过在不同质地、粗糙程度的地面和有坡度的地面的行走训练，使患者恢复使用步行的能力。对步行能力恢复不佳或完全无法恢复的患者，可为其选配步行辅助器具，如拐杖、助行架和轮椅等，并指导患者正确使用助行器。

2）ADL 训练　由于患者肢体功能已经有了一定的恢复，因此要督促患者尽可能使用患肢完成各种日常活动，提高患肢实际操作能力，练习患手用勺或筷进食、穿衣、穿鞋、洗澡、做家务等，训练患者上下楼梯，遵循"健侧先上，患侧先下"的原则，注意纠正训练中的错误动作。也可借助相应的辅助器具来弥补缺失的功能，使其能独立完成日常活动，树立患者的自信心，帮助患者最大限度地获得日常生活活动的自理能力。

3）防治各种偏瘫并发症　肩关节半脱位、肩手综合征、"废用综合征"、"误用综合征"是常见的并发症。治疗肩关节半脱位、肩手综合征，首先应保持肩关节的正常关节活动范围，可被动活动肩胛骨和上肢；其次利用耸肩、环绕等体操运动加强肩关节周围肌群的主动活动，或坐位时将双手置于体侧，向患侧倾斜，加强患侧上肢的挤压负重，抑制肩周肌群的痉挛；另外应注意矫正肩胛骨的姿势，避免长时间手下垂，良肢位的摆放在这一时期也同样重要。偏瘫患者长时间卧床，出现肌肉萎缩及身体各项机能减退，引起"废用综合征"，可采用适当的运动训练来帮助患者相应功能的恢复。另外，由于不正确的治疗导致"误用综合征"，其康复的主要措施是对抗肌痉挛，防止其进一步发展。

（二）脊髓损伤的社区康复

脊髓损伤是指由于各种原因（外伤、炎症、肿瘤、血管畸形等）引起脊髓的横断性损伤，造成损伤平面以下运动、感觉、括约肌及自主神经功能部分或完全丧失。根据脊髓损伤类型、平面和程度的不同，往往造成不同程度的四肢瘫或截瘫，使患者终身残疾。

WHO《从国际视角看脊髓损伤》报告指出，每年发生脊髓损伤的有 50 万人之多，主要发生于青壮年，男性多于女性，其中 90%由交通事故、坠落和暴力导致的创伤所致。脊髓损伤分创伤性脊髓损伤和非创伤性脊髓损伤。创伤性脊髓损伤包括直接外力损伤和间接外力损伤两类。非创伤性脊髓损伤包括：①发育性病因，如脊柱侧弯、脊椎裂、脊椎滑脱等；②获得性病因，如脊柱结核、脊柱化脓性感染、横贯性脊髓炎、脊柱脊髓肿瘤、脊柱退行性疾病、代谢性疾病及医源性疾病等。

脊髓损伤的主要特征是脊髓损伤平面以下的运动（肌力、肌张力、反射）、感觉（痛温觉、触觉及本体感觉）、括约肌（二便功能）、自主神经（排汗、血管调节等）等功能障碍。脊髓损伤可以是完全横贯性或不完全性的，加上损伤平面的不同，因此，临床表现会有很大的不同。例如，高位颈段完全性脊髓损伤可造成四肢瘫，而胸、腰或骶段完全性脊髓损伤可造成躯干、下肢有不同程度瘫痪。因此，了解患者脊髓损伤的平面和程度是进行康复训练的最基本条件。

1. 社区康复目标　目前，脊髓损伤尚不能治愈，造成的残疾也往往伴随终身，因此，制定一个远期康复目标就尤为重要，而康复目标的制定及实现，与患者的参与程度有着极大的关系，患者的参与度越高，目标的完成度也越好。脊髓损伤患者社区康复的目标，就是通过综合康复措施，最大限度的发挥患者残存功能，并预防各种并发症的发生，从而提高患者生活质量，使他们重返家庭和社会。对于完全性脊髓损伤，脊髓损伤平面确定后，康复目标基本确定（表 8-2）；对于不完全性脊髓损伤，则需根据残存肌力功能情况修正上述康复目标。

表 8-2　完全性脊髓损伤不同水平的基本康复目标

脊髓损伤平面	基本康复目标	需要支具、轮椅种类
$C_{1\sim3}$	ADL 基本都需要帮助	呼吸或下颚控制的轮椅
C_4	部分或完全呼吸依赖，需较多帮助	呼吸或下颚控制的轮椅
C_5	桌上动作自立，其他依靠帮助	电动轮椅、平地可用手动轮椅
C_6	ADL 部分自立，需中等量帮助	手动电动轮椅，可用多种自助具
C_7	ADL 基本自立，移乘轮椅活动	手动轮椅、残疾人专用汽车
$C_8\sim T_4$	ADL 自立，轮椅活动，支具站立	手动轮椅、残疾人专用汽车、骨盆长支具、双拐
$T_{5\sim8}$	ADL 自立，轮椅活动，支具站立，可应用支具治疗性步行	手动轮椅、残疾人专用汽车、骨盆长支具、双拐
$T_{9\sim12}$	ADL 自立，轮椅活动，支具站立，长下肢支具治疗性步行	轮椅、长下肢支具、双拐
L_1	ADL 自立，轮椅活动，支具站立，家庭内支具功能性步行	轮椅、长下肢支具、双拐
L_2	ADL 自立，轮椅活动，支具站立，社区内支具功能性步行	轮椅、长下肢支具、双拐
L_3	ADL 自立，轮椅活动，支具站立，肘拐社区内支具功能性步行	短下肢支具、肘拐
L_4	ADL 自立，轮椅活动，支具站立，可驾驶汽车，可不需轮椅	短下肢支具、肘拐
$L_5\sim S_1$	无拐，足托功能性步行及驾驶汽车	足托或短下肢支具

治疗性步行虽无实用性，但可对患者起到一定的心理支持作用，还可以预防多种并发症，改善血液循环，促进尿便的排出。

2. 脊髓损伤的评定　1992 年，美国脊髓损伤学会（America spinal injury association，ASIA）制定了脊髓损伤神经功能分类标准，简称 ASIA 标准。2000 年，又对 ASIA 标准作了修正，成为目前国际广泛应用的脊髓损伤分类标准。ASIA 标准包括了脊髓损伤水平及程度评定。

（1）脊髓损伤水平的评定　脊髓损伤水平的高低反映脊髓损伤的严重性，是确定患者康复目标，选择康复治疗方案和评定疗效的主要依据。

1）感觉水平评定　脊髓损伤后，保持正常感觉功能（痛温、触压及本体感觉）的最低脊髓节段（皮节）为感觉水平。依据 ASIA 标准，分别检查身体两侧 28 个关键点的针刺觉和轻触觉。正常感觉功能（痛觉触觉）评 2 分，异常 1 分，消失 0 分。每一脊髓节段侧一种感觉正常评 4 分，正常感觉功能总评分为 224 分。

2）运动水平评定　脊髓损伤后，保持运动功能（肌力 3 级或以上）的最低脊髓神经节段（肌节），称为运动水平。依据 ASIA 标准，分别检查身体两侧 10 组关键肌的肌力。采取传统的 6 级徒手肌力检查法进行肌力分级。每块肌肉的得分与肌力分级相等，从 0～5 分，每侧 10 块关键肌总计 100 分。

（2）脊髓损伤程度的评定　根据 ASIA 的损伤分级（脊髓损伤 ASIA 神经功能分类标准 2000），分为 5 个等级，具体分级如下。

1）A 级（完全性损伤）　$S_{4\sim5}$ 节段无任何感觉或运动功能保留。

2）B 级（不完全性损伤）　在神经平面以下包括 $S_{4\sim5}$ 节段存在感觉功能，但无运动功能。

3）C 级（不完全性损伤）　在神经平面以下存在运动功能，且神经平面以下一半以上关键肌肌力小于 3 级。

4）D 级（不完全性损伤） 在神经平面以下存在运动功能，且神经平面以下至少一半关键肌肌力大于或等于 3 级。

5）E 级（正常） 感觉和运动功能正常。

注意：若患者被评为 C 级或 D 级，则其为不完全性损伤，即在 $S_{4\sim5}$ 节段（鞍区）有感觉或运动功能的存留。此外，该患者必须具备以下两点之一：①肛门括约肌有自主收缩；②运动平面以下超过 3 个节段有运动功能保留。

（3）日常生活活动评定 常用的 SCI 患者日常生活活动评定方法有改良的 Barthel 指数评定法和功能独立性评定（FIM）。改良的 Barthel 指数评定法主要是对进食、个人卫生、洗澡、如厕、穿衣、肛门控制、膀胱控制、床-椅转移、平地行走（轮椅操作）、上下楼梯进行评分。总分为 100 分，可根据得分情况来区分残疾程度。0～20 分：完全残疾，生活完全依赖；20～40 分：重度功能障碍，生活依赖明显；40～60 分：中度功能障碍，生活需要帮助；60 分以上：生活基本自理。FIM 主要是对 2 种功能，6 个方面的能力进行评价：包括运动功能（自理能力、括约肌控制、转移、行走）和认知功能（交流、社会认知）。该标准根据患者需要辅助的情况进行评分：完全独立 7 分，有条件的独立 6 分，活动时不需要他人帮助；3～5 分为有条件的依赖，需他人帮助才能活动；1、2 分则为完全依赖，必须依靠他人生活。FIM 最高分为 126 分，126 分为完全独立；108～125 分＝基本独立；90～107 分为有条件的独立或极轻度依赖；72～89 分为轻度依赖；54～71 分为中度依赖；36～53 分为重度依赖；19～35 分为极重度依赖；18 分为完全依赖。

（4）其他 对 SCI 还需进行性功能障碍的评定、心肺功能的评定、神经源性膀胱的评定、异常感觉的评定及心理功能评定。

3. 社区康复治疗 脊髓损伤急性期和恢复期的康复治疗方案是不同的，在不同时期采用不同的综合康复措施，并预防并发症的发生。

（1）急性期的康复 急性期以预防并发症及被动活动为主，待患者生命体征和病情基本平稳、脊柱稳定后开始，康复内容主要包括良肢位摆放、关节被动运动、翻身训练、坐起训练、斜床站立训练、呼吸及排痰训练和二便的处理。主要目的是防止"废用综合征"，如预防肌肉萎缩、骨质疏松、关节挛缩等，为今后进一步康复治疗创造条件。

（2）恢复期的康复

1）坐位训练 是脊髓损伤患者日后完成日常活动及移动的基础。脊髓损伤平面越低，坐位训练就会越容易。上胸段脊髓损伤患者往往难以完成无支撑的坐位活动，而下胸段脊髓损伤患者的坐位活动可以在无支撑的情况下完成。坐位训练的前提是患者能实现长坐位，因此就必须保证腘绳肌的牵张性良好，髋关节的屈曲活动范围超过 90°。

①肌力训练：完全性脊髓损伤患者为了应用轮椅、拐杖或助行器，肌力训练的重点是上肢及躯干肌群。不完全性脊髓损伤患者的残留肌肉均需要训练。肌力 1 级时只有采用功能性电刺激的方式进行训练；肌力 2 级时可借助滑轮或悬吊带等进行去重力关节活动；肌力 3 级时的肌肉，可以采用主动运动。肌力训练的目标是使肌力达到 3 级以上，恢复肌肉的实用功能。脊髓损伤患者，在卧床及坐位时均要重视训练肩胛带肌力，包括上肢支撑力训练、肱三头肌和肱二头肌肌力训练和握力训练。卧位时可采用弹力带、哑铃等，坐位时利用支撑架等。

②平衡能力训练：平衡能力包括静态平衡和动态平衡，脊髓损伤患者在长坐位姿势下完成动静态平衡训练。静态平衡训练，患者在坐位能保持平衡后，指示患者将双上肢交替从前方、侧方抬起至水平位，治疗师位于患者后侧保护。动态平衡训练，治疗师可与患者进行抛

接球的训练，不但可加强患者的平衡能力，也可强化患者双上肢、躯干肌的肌力及耐久力。

③牵伸训练：主要牵伸下肢的腘绳肌、内收肌和跟腱。牵伸腘绳肌是为了使患者直腿抬高＞90°以实现独立坐；牵伸跟腱是为了防止跟腱挛缩，以利于步行训练；牵伸内收肌是为了避免患者因内收肌痉挛而造成会阴部清洁困难。

2）转移训练　包括独立转移和辅助转移。独立转移是由患者独立完成转移动作。辅助转移是在他人帮助下完成转移动作。转移是脊髓损伤患者必须掌握的技能。转移训练包括床上坐位转移、轮椅与床之间的转移、轮椅与坐便器或椅子之间的转移，以及轮椅与地之间的转移等。在转移训练时可以借助滑板、吊环等辅助器具。

3）步行训练　完全性脊髓损伤患者步行的基本条件是上肢有足够的支撑力和控制力。不完全性脊髓损伤者，则要根据残留肌力的情况确定步行能力，步行训练的目标如下。①治疗性步行：可借助矫形器或双腋拐进行短暂步行，一般适合于 $T_{6\sim12}$ 平面损伤患者。②家庭功能性行走：可在室内行走，但行走距离不能达到 900m，一般见于 $L_{1\sim3}$ 平面损伤患者。③社区功能性行走：一般为 L_4 以下平面损伤患者，终日穿戴踝足矫形器并能耐受，能上下楼，能独立进行日常生活活动，能连续行走 900m。

步行训练分为平行杠内训练、助行器步行训练和腋拐步行训练。先在平行杠内进行站立训练、平衡训练及负重训练，逐步过渡到助行器步行训练及腋拐步行训练，腋拐步行包括拖地步行、摆至步、摆过步和四点步、两点步、三点步。另外，在早期无法站立时可进行减重步行训练和下肢机器人步行训练。

4）轮椅训练　脊髓损伤平面较低，上肢功能健全，坐位训练已完成，可独立坐 15 分钟以上时，开始进行轮椅训练。轮椅训练包括向前向后驱动训练、左右转弯训练、后轮平衡技术及上下路沿技术等。在使用轮椅时应注意每坐半小时必须用上肢撑起躯干或侧倾躯干，使受压的臀部离开椅面以减轻压力，避免坐骨结节部位发生压疮。

5）日常生活活动能力的训练　主要是对进食、穿脱衣物、洗漱、如厕、做家务及外出购物等方面进行训练。C_4 以下平面损伤的患者经过训练均可自行完成进食活动，也可借助自助具辅助进食。为方便患者如厕和洗漱，应对厕所进行无障碍改造。C_4 及以上平面损伤的患者会造成双上肢瘫痪，这部分患者的日常活动需他人帮助，也可借助大脑控制、头控、眼控、颌控或气控的装置来完成如驱动轮椅、控制开关、打电话等，从而提高患者的生活质量。

6）社会生活训练　可对脊髓损伤患者进行职业技能的训练，让他们从事一些只需要上肢工作的职业，为社会作出贡献，提升了患者的自我效能感。还可选择一些适合他们的文娱体育活动，如轮椅篮球、轮椅舞蹈、游泳等，不仅可以提高他们的躯体功能，改善体质，还能心理上增强患者的自信心和自尊心。

（三）骨关节炎的社区康复

骨关节炎是一种常见的慢性退行性关节炎，有关节软骨变性、软骨下骨质囊性变及骨赘形成等特点，又称为退行性关节病、骨性关节病、增生性关节炎等，多见于中老年人。症状以关节疼痛最为突出，负重或过度活动后加剧；另一常见的症状为"休息痛"，即关节处于一个固定位置过久或晨起时疼痛明显，活动后减轻，同时可伴有关节肿胀、活动受限，甚至发生关节畸形。

1. 社区康复目标　骨性关节炎的康复目标是消炎止痛；恢复及保持正常的关节活动，改善关节活动受限的情况；增强肌力、肌耐力及关节的灵活性和稳定性；减轻关节周围压力，保护关节，避免损伤；应对疾病对患者心理上的影响。

2. 骨关节炎的评定

（1）疼痛评定　目前临床上使用较广泛的是视觉模拟评分法（VAS），其操作简单，可以量化用于治疗前后的对比。具体方法：取一条直线，平均分为 10 分，从左至右分别标 0～10，左端 0 表示无痛，右端 10 表示极痛。患者根据自己疼痛的程度在相应的位置做上标记，这个读数即为患者目前疼痛的分值。

（2）关节活动度评定　用量角器测量关节活动范围，应注意两侧对比。

（3）肌力评定　采用徒手肌力评定（MMT）检查关节周围的肌肉力量。

（4）膝关节损伤和骨关节炎结果评分　是一个评定膝骨关节炎的综合评定量表，它共分为 5 个亚项，包括症状、疼痛、生活能力、关节功能和生活质量。

3. 社区康复治疗

（1）合理休息　休息对于急性期的患者非常重要，可减轻关节疼痛和避免炎症加重。但过分的静止会造成关节僵硬、肌肉萎缩，因此休息和活动安排是否合理，直接影响到关节炎的恢复效果。卧床期间，可适当做一些关节被动活动和简单的主动活动，并注意保持良好体位及适时转换体位。

（2）日常生活活动能力的训练　主要有进食、取物、倒水、饮水、洗漱、穿脱衣物、上下楼梯、如厕等，在完成这些训练时应注意保护关节，使关节疼痛不加重或不造成关节损害，尽量减轻受累关节的应力，可通过减轻体重，调整身体姿势的方法来实现。

（3）物理治疗　急性期采用局部冷疗法、水疗、磁疗、低中频电疗、蜡疗、超声波疗法等物理因子疗法可消除炎症、减轻疼痛肿胀；慢性期采用温热疗法可促进血液循环和淋巴回流。

（4）运动疗法　可适当进行关节活动度训练、肌力训练、有氧运动、牵伸训练等，起到增加和保持关节活动范围、肌力和肌耐力，增加骨密度，增强体质的作用。

（5）无障碍环境及辅助器具　骨关节炎引起膝、髋关节功能障碍导致的起坐困难可借助扶手、手杖或助行器，还可使用可调节的高凳子或自动弹起的坐垫等。下蹲困难可借助伸缩拾物器辅助拾物，使用鞋拔和穿袜器辅助穿鞋穿袜。手指关节活动障碍的患者，可使用手柄加粗加长的餐勺和自助筷子。由于下肢骨关节炎患者步幅小、抬腿不高，因此要求居家环境尽量无门槛和台阶。无障碍环境的改造和辅助器具的应用可以提高骨关节炎患者的独立生活的能力，改善生活质量。

（四）颈椎病的社区康复

颈椎病亦称颈椎综合征，是指颈椎间盘退行性变和突出刺激或压迫邻近的神经根、脊髓、交感神经、椎动脉等组织而引起一系列症状和体征。多见于中老年人，发病率为 3.8%～17.6%。依据不同的症状、体征，颈椎病一般分为神经根型、脊髓型、交感神经型、椎动脉型和颈型。近年来，"低头族"越来越多，造成颈椎病发病率不断上升，而且逐渐趋于年轻化，成为骨科、康复科最常见的疾患之一。引起颈椎病的原因很多，一般认为它是多种发病因素共同作用的结果，主要与椎间盘退行性变和突出有关。此外，急性损伤、慢性劳损、先天性椎管狭窄、骨质增生等也易引发本病。

1. 临床表现与诊断

（1）神经根型　此型最常见，约占 65%。主要表现为项背肩痛、头颈活动受限，常伴有向臂或手部放射症状，或上肢麻木和感觉障碍；上肢肌肉无力、萎缩，肱二、三头肌腱反射减弱或消失；颈椎挤压、臂丛牵拉试验阳性。X 线平片显示相应椎间隙变窄、椎间孔狭窄变形、生理曲线变直、椎体后缘骨质增生；肌电图检查可纤颤电位和正峰电位。

（2）脊髓型　此型起病缓慢，逐渐加重，主要表现为先从一侧或双侧下肢无力、抬步沉重，渐而跛行、行走困难、握物不稳、精细动作障碍等，后期甚至出现二便功能障碍。检查可见腱反射亢进、肌张力高、肌无力、肌肉萎缩、踝阵挛，Hoffmann 征和 Babinski 征等病理反射阳性，腹壁、提睾反射减退或消失、屈颈试验阳性。由于脊髓受损的部位和程度不同，临床表现复杂。颈椎正位及屈伸位 X 线片显示椎间关节退变，MRI 或 CTM 可帮助确诊证明脊髓受压。

（3）交感神经型　此型多为交感神经受到激惹所致，多为交感神经兴奋激惹症状，少数出现抑制症状，主观症状多、客观体征少，缺乏明确的诊断依据。表现为头痛或偏头痛、头晕、眼裂增大、眼睑下垂、视物模糊、眼球胀痛、瞳孔散大、心动过速或徐缓、心前区痛、血压偏高或偏低、多汗、肢体发凉、胃肠蠕动增加等症状。此型目前尚无特检诊断方法，颈椎正位及过伸过屈位 X 线片显示椎间关节退变及节段性不稳定，可作初步诊断。

（4）椎动脉型　此型为椎动脉受压或血管痉挛，造成脑血管供血不足所致。主要以短暂阵发眩晕为主要症状，可同时伴有颈肩或颈枕部疼痛、恶心、呕吐、耳鸣、视物不清、步态不稳、记忆力减退等症状，严重者可发生跌倒，但意识大都存在；旋颈试验阳性；X线平片显示钩突或上关节突增生，并伴节段性不稳定；脑血流图提示椎－基底动脉供血不足等对诊断有帮助。

2. 社区康复目标　颈椎病的发病机制尚未完全清楚，难以从病因学上根治，退变的组织也无法逆转。康复的目标是改善症状、最大程度帮助患者恢复日常生活功能和工作能力，防止疾病的再发。

3. 颈椎病的评定

（1）特殊检查

1）压顶试验　用于检查神经根型颈椎病。患者取坐位，检查者站在患者身后，双手重叠向下按压患者头顶，若患者疼痛酸麻的感觉向上肢放射，为阳性。

2）臂丛神经牵拉试验　用于检查神经根型颈椎病。患者取坐位，颈部前屈，检查者一手将患者头推向健侧，另一手握住患者手腕向相反方向牵拉，若患者出现肩臂放射性疼痛或麻木，为阳性。

3）椎间孔挤压试验　用于检查神经根型颈椎病。患者取坐位，检查者双手十指相扣，以手掌面压于患者头顶部或者前额部，两前臂掌侧夹于患者头两侧保护，不使头颈歪斜，同时向患侧或者健侧屈曲颈椎，也可以前屈后伸，若出现颈部或上肢放射痛或麻木加重，为阳性。检查者也可将一手平放于患者头顶，另一手轻扣手背，若出现颈部或上肢放射痛或麻木加重，为阳性。

4）屈颈试验　用于检查脊髓型颈椎病。患者取仰卧位，上肢置于躯干两侧，下肢伸直，令患者抬头屈颈，若出现上下肢放射性麻木，为阳性。

5）椎动脉扭曲试验　用于检查椎动脉型颈椎病。患者取坐位，检查者站在患者身后，双手抱住患者头枕两侧，将患者头向后仰，作向左、向右旋颈动作，如出现眩晕症状，为阳性。

（2）颈椎活动度、肌力及疼痛评定。

4. 康复治疗

（1）休息与制动　通过卧床休息减少颈椎负荷，稳定椎间关节，减少活动，促进炎症的消退，使症状减轻或消除。也可利用颈围领等支具固定颈椎，但应注意防止颈部肌肉萎缩，关节僵硬。

（2）颈椎牵引　是最常用和有效的方法。一般采取坐位或卧位，通过设定不同的牵引角度、时间和重量来牵拉颈椎，可以扩大椎间隙及椎间孔，减轻椎间盘的压力，从而放松颈部痉挛的肌肉，解除血管、神经的受压症状。牵引重量通常从 3～5kg 开始，老年人 2～4kg 开始，逐渐增大，一般不超过本人体重的 1/4，也可以患者的耐受为度；每次牵引 20～30 分钟为宜，每日牵引 1～2 次，每 10 次为一个疗程，可持续牵引数个疗程直至症状缓解。颈椎牵引基本适用于各型颈椎病，但骨肿瘤、特异性炎症（如结核）、严重的脊髓型颈椎病及有明显颈椎节段不稳者慎用。

（3）物理因子疗法

1）高频电疗法　常用超短波疗法，电极板分别置于颈部及患肢，微温量或温热量，每次 15～20 分钟，每日 1～2 次，每 10 次为一个疗程。可改善血液循环，消炎、消肿，减轻神经刺激。

2）低、中频电疗法　电极于颈后与患肢并置或置于痛点或颈后两侧，适量，每次 15～20 分钟，每日 1～2 次，每 10 次为一个疗程。此法止痛效果较好。

3）超声波疗法　探头置于颈及肩背后患处，用移动接触法，剂量为 0.8～1.5W/cm²，每次 15～20 分钟，每日 1～2 次，每 10 次为一个疗程。

4）其他　如蜡疗、红外线、直流电离子导入等疗法都有一定疗效。

（4）中医传统治疗　方法包括推拿按摩、针灸、火罐、艾灸等，可起到调和气血、疏通经络、祛风散寒、整复关节嵌顿、解痉止痛等作用。

（5）关节松动术　通过对病变椎体进行拔伸牵引、松动棘突及横突、旋转颈椎等被动活动以减轻疼痛，松懈粘连，改善功能。

（6）运动疗法

1）颈椎自我牵伸　主要牵伸颈后肌群、斜方肌、胸锁乳突肌等，可缓解颈部肌肉痉挛僵硬，减轻疼痛。

2）颈椎操　可增加颈椎的关节活动度，防止僵硬，促进颈部血液循环。具体操作：颈部各个方向的活动，包括颈椎前屈后伸、左右侧屈、45°侧屈、旋转，每个动作需缓慢活动到最大角度，停留 3 秒，还原后做相反方向的活动，重复 10 组。

3）弹力带抗组训练　可加强脊椎周围的肌肉力量，保持颈椎的稳定性。做颈部弹力带抗阻水平后缩及左右侧屈。

（7）健康教育　颈椎的退行性变是颈椎病的主要病因，不良的生活习惯、受寒、外伤或劳损是发病的重要诱因。颈椎的退行性变是不可逆的，但适当的颈部运动和体育锻炼，注意颈椎的保健可以活跃颈部的血液循环和代谢，延缓退行性改变。为提高和巩固患者的康复疗效，防止复发，应对其进行健康教育。

1）坚持练习颈椎病的医疗体操，进行适当的体育锻炼，增强颈部肌肉力量，提高颈部稳定性。

2）纠正日常生活和工作中的不良姿势，避免长时间的伏案工作，设法调整座椅、书桌、电脑操作台高度，避免颈部过伸或过屈，保持正确的身体姿势，维持脊柱正常的弧度。

3）睡眠时枕头高度要适中，约 10cm，不宜过高，保持正确的睡姿。

4）注意颈肩部的保暖，避免风扇或空调直接吹向颈部，保持颈肩部正常血液循环，防止颈肩部受寒而加重肌肉痉挛。

5）注意防止颈椎外伤，应避免大强度或不适当的体育活动。

（五）下腰痛的社区康复

下腰痛是由于各种原因引起腰部疼痛的症状综合征。主要的疼痛潜在来源是椎间盘、小关节和骶髂关节病变，此外包括肌肉、筋膜、韧带等软组织来源及内脏疾病引起的牵涉痛、非器质性疼痛（精神因素引起的躯体症状化）等。下腰痛是骨科和康复科最常见的疾病之一。资料显示，有 60%～80%的成年人在生活中经受过不同程度的下腰痛，是造成 45岁以下人群活动受限的第一位原因。下腰痛引起患者腰部疼痛、形态改变和功能障碍，极大地影响患者的生存质量和劳动能力，对患者本人和社会均造成巨大压力，从而对患者心理造成一定的影响，使其产生焦虑、压抑和紧张的心理症状。

1. 社区康复目标　最大限度地消除症状、体征，减轻患者的疼痛和功能受限，帮助他们恢复日常生活功能和工作，改善生存质量，防止疾病的再发。

2. 下腰痛的评定

（1）腰椎关节活动度评定　用量角器及皮尺测量腰椎前屈、后伸、侧屈和旋转的活动度。

（2）肌力评定　徒手肌力评定（MMT）。

（3）疼痛评分　视觉模拟评分法（VAS）。

（4）评定量表　应用日本骨康协会（JOA）改良下腰痛评分表如表 8-3 所示。

表 8-3　日本骨康协会（JOA）改良下腰痛评分表

主观症状	腰腿疼痛程度	无腰痛	0 □		□
		轻度疼痛或偶有中度疼痛	1 □		
		经常中度疼痛或偶有严重疼痛	2 □	□	
		经常或持续严重疼痛	3 □		
	麻木程度	无	0 □		
		偶有麻木	1 □		
		经常麻木但可自行缓解	2 □	□	
		持续麻木不能缓解	3 □		
客观体征	椎旁压痛	无	0 □		□
		轻	1 □		
		中	2 □	□	
		重	3 □		
	肌力	5 级	0 □		
		4～5 级	1 □		
		3～4 级	2 □	□	
		3 级以下	3 □		
	直腿抬高试验	>70°加强试验阴性	0 □		
		>45°加强试验阳性	1 □		
		>30°加强试验阳性	2 □	□	
		<30°加强试验阳性	3 □		
	放射痛	无	0 □		
		臀或大腿	1 □		
		小腿	2 □	□	
		足	3 □		

续表

		弯腰正常，可提 3kg 以上重物	0 ☐		☐
日常工作能力	弯腰及提重物	可弯腰，但不能提 3kg 以上重物	1 ☐	☐	☐
		不能弯腰及提 3kg 以上重物	2 ☐		
		弯腰及提物严重困难	3 ☐		
	行走距离或时间	可行走 1000m 或 60min 以上	0 ☐	☐	
		可行走 500m 或 30min 以上	1 ☐		
		可行走 100m 或 10min 以上	2 ☐		
		行走困难	3 ☐		
	每天卧床时间	10h	0 ☐	☐	
		10～12h	1 ☐		
		12～16h	2 ☐		
		＞16h	3 ☐		
	工作能力	全日制做原来工作	0 ☐	☐	
		虽能工作但偶尔需要休息	1 ☐		
		虽能工作但经常需要休息	2 ☐		
		不能工作	3 ☐		
判断结果：☐是　☐倾向是　☐否			评分		☐

注：评分表总分为 30 分，病情程度分级：轻度者总分＜10 分，10＜中度者总分＜20 分，20＜重度者总分＜30 分。改善率＝[（治疗前分值－治疗后分值）/治疗前分值]×100%。所选病例均满足治疗前临床症状评分积分值＞10。

评判标准：

1. 痊愈　腰部疼痛、下肢放射痛基本消失，腰部功能恢复正常，直腿抬高 70 度以上，改善率≥75%。
2. 显效　腰部疼痛、下肢放射痛明显减轻，腰部活动功能基本正常，50%≤改善率＜75%。
3. 有效　腰部疼痛、下肢放射痛减轻，腰部活动功能部分恢复，30%≤改善率＜50%。
4. 无效　临床症状及腰部功能较治疗前后未改善，改善率＜30%。

3. 社区康复治疗

（1）休息与制动　在急性期或慢性发作期，通过卧床休息，减少活动，促进炎症的消退，使症状减轻或消除，也可利用腰围进行局部固定制动。但长时间的制动容易造成肌肉萎缩及骨质疏松，因此在疼痛缓解后，可进行适当的床上活动，腰围的佩戴也应遵循动静结合的原则。

（2）牵引　腰椎牵引可以放松腰部肌肉，增大椎间隙，促进局部炎症的吸收，缓解腰部疼痛，是腰椎间盘突出症最常用和有效的方法。一般采取卧位，牵引重量通常从自身体重的 1/3 开始，逐渐增大，一般以不超过本人体重为度。每次牵引 20～30 分钟为宜，每日牵引 1～2 次，每 10 次为一个疗程，可持续牵引数个疗程直至症状缓解。

（3）物理因子疗法　急性期常用的无热低中频电疗，起到镇静、抗炎、抗痉挛的作用；慢性期常用超短波、热敷包和高中频电疗等，起到加速血液和淋巴循环，消炎止痛的作用。

（4）中医传统治疗　方法包括推拿按摩、针灸、火罐、艾灸等，主要用于慢性期，可起到调和气血、疏通经络、祛风散寒、解痉止痛等作用。

（5）关节松动术　通过对病变椎体进行松动棘突及横突、旋转腰椎等被动活动，以减轻疼痛、松解粘连、改善功能。

（6）运动疗法 包括脊柱柔韧性练习、核心肌力训练和脊柱的矫正训练。具体可做一些躯干各方向的主被动拉伸，"飞燕"（俯卧两头起），动静态臀桥，腰部肌力较差者在做臀桥时可用双手支撑腰部，手肘撑地，呈五点支撑位。还可借助社区内健身器材进行腰背部和腹部肌肉的锻炼。

（7）健康教育 下腰痛的发病严重影响着患者的生活和工作，因此，除了积极接受康复治疗之外，还应注意日常腰部保健。为提高和巩固患者的康复疗效，防止复发，应对其进行健康教育。

1）坚持练习腰部的医疗体操，进行适当的体育锻炼，增强腰部肌肉力量，提高腰部稳定性。

2）纠正不良坐、站、睡姿及劳动姿势，保持正确的身体姿势，维持脊柱正常的弧度，避免腰椎过度前凸。

3）注意腰部的保暖，保持腰部正常血液循环，夏季的空调温度不应过低，冷风不应直接吹向腰部，还要避免运动或劳动出汗后立即洗冷水澡等，防止腰部受寒而加重肌肉痉挛。

4）避免各种可能引起腰部受伤的动作，如双腿伸直下弯腰取物，突然的腰部用力或错误的体育锻炼动作。

（六）原发性高血压的社区康复

原发性高血压是指在一定遗传背景影响下由多种后天环境因素作用导致血管调节机制异常，造成动脉血压持续升高的一种疾病。是常见的心血管疾病之一，我国成人的患病率为18.8%，但患病知晓率却很低，因此有必要在社区开展高血压健康宣教，早发现早治疗，以免发生严重的心脑血管意外。

1. 社区康复目标 主要是综合应用康复手段辅助降低血压，减少药物使用量，从而降低药物对机体产生的副作用；提高机体心肺耐力、活动能力，改善患者情绪，有利于提升患者的生活质量；改变患者不良的生活方式，避免可引起高血压的危险行为因素，最大限度降低心血管发病和死亡的总危险。

2. 高血压的评定

（1）血压测量 主要用于评估血压水平、诊断高血压及观察降压疗效。目前临床上有诊室血压、动态血压监测以及家庭自测血压三种方法。其中诊室血压是评估血压水平最常用的方法，但是采用动态血压监测的结果作为诊断依据更加可靠。

（2）心电运动试验 是一种心脏负荷试验，常用方法包括活动平板试验和踏车运动试验。

3. 社区康复治疗

（1）运动疗法 国内外的经验证明，运动疗法是防治原发性高血压的有效辅助方法。①运动训练可降低交感神经兴奋性；②运动训练可作用于大脑皮质和皮质下血管运动中枢，重新调整人体的血压控制水平，使血压稳定在正常的水平；③运动训练时活动肌群内的血管扩张，总外周阻力降低，从而降低舒张压；④运动可提高尿钠的排泄，相对降低血容量；⑤运动训练可促进体内脂质的消耗，而有利于延缓血管硬化过程；⑧运动训练有助于改善患者的情绪，从而有利于减轻血管应激水平，以降低血压。

1）有氧运动 是心功能训练最主要的方法，可以改善、提高心血管功能水平、预防心血管及有利于心血管疾病的康复，常见的方式有步行、慢跑、爬山、自行车、游泳、有氧舞蹈、交谊舞等。

2）伸展、柔韧性运动 是一种积极有效的康复方式，可以在一定程度上降低血压，调整机体对运动的反应能力，从而促进高血压患者的康复。常见的有太极拳、五禽戏、八段锦、瑜伽、医疗体操以及各种养生气功等。

3）力量、抗阻运动训练 一定范围内的中小强度的抗阻运动可产生良好的降压作用，虽然对提高最大摄氧量价值较小，但还可增强肌力、提高运动功能，增强患者体质。一般采用循环抗阻运动，即以 40%～50% 的一次最大抗阻重量作为运动强度，10 秒内重复收缩 8～10 次从为一组，5 组左右为一个循环，每次训练重复 1～2 个循环，每周 3 次。适应后，每次训练强度可增加 5% 左右。运动中应合理呼吸，避免憋气，以免对心血管造成负担。

（2）中医康复疗法 常用的方法有中药、针灸及按摩推拿，平时可采用自我推拿。

（3）健康教育 高血压康复在社区中开展是最基本也是最重要的途径，社区应定期进行健康教育，纠正不良的生活方式，筛查隐性高血压患者，主要包括以下几点。

1）提醒患者按时服药，定期监测，并根据血压及病情变化，及时调整用药。

2）改变生活方式，戒烟戒酒，低盐低脂饮食，控制体重，并保持平衡心态。

3）劳逸结合，工作之余坚持体育锻炼。

4）定期复查。

二、残疾儿童的社区康复

由胎儿及小儿期各种原因引起的儿童残疾，严重危害了儿童的正常发育，给家庭和社会带来沉重的负担。因此，在社区康复内，对残疾儿童施加早期干预措施尤为重要。社区康复是残疾儿童康复必要的组成部分，发育期的儿童离不开教育和教养，充分利用社区教育资源是现代儿童康复的方向，有利于儿童全面发展。康复与医疗保健相结合，将预防、早期诊断、早期干预结合起来，对减少和减轻儿童残疾具有重要意义。

2001 年进行的"全国 0～6 岁残疾儿童抽样调查"结果显示：0～6 岁残疾儿童总患病率为 1.362%（城市为 1.329%，农村为 1.396%）。五类残疾现患率分别为：听力残疾 9%、视力残疾 6.2%、智力残疾 54.21%、肢体残疾 24.69%、精神残疾 5.91%。现患率从性别来看，男性（1.455%）高于女性（1.254%）；从地区来看，儿童现患率在经济发达地区（0.965%）最低，经济欠发达地区（1.335%）居中，经济中等发达地区（1.786%）最高。

（一）脑瘫的社区康复

小儿脑性瘫痪简称脑瘫，是指受孕开始至出生后一个月内由各种原因所致的非进行性脑损伤综合征，是小儿时期伤残的常见原因。脑瘫会导致儿童运动功能、语言、性格、视听觉、智力等出现不同程度的障碍，造成儿童多重残疾。对脑瘫患儿的康复应在早发现、早诊断、早治疗的"三早"原则指导下进行，以家庭为中心的社区康复是重要途径。

1. 社区康复目标 应用各种康复技术，对脑瘫患儿进行全面的、多样化的康复治疗，帮助他们获得最大的运动、智力、语言和社会适应能力，改善生存质量，以适应家庭和社会生活。

2. 脑瘫的评定 儿童康复评定要强调在儿童自然动作中的观察，而不是强制性体检，否则会大大降低可靠性。

（1）运动功能评定 主要是对肌张力、肌力、关节活动度、原始反射、自动反应、随意运动、平衡及协调能力、站立和步态等的评定。

（2）言语功能评定 主要是通过交流、观察或使用通用量表，评定患儿的言语功能及交流能力。

（3）ADL 评定　通过观察患儿在实际生活中的动作情况评定其能力。

（4）特殊感觉评定　包括视听觉及温觉、触觉、压觉等，可通过询问家长得知是否有感觉反应不灵敏的现象。

（5）智力评定　一般采用智力测验及适应行为评定。

3. 社区康复治疗

（1）良肢位保持　可防止痉挛姿势的出现，促进正常的运动模式。要注意头部及肩的控制，建立正确的坐位、睡眠及被抱姿势。

（2）头部的控制　进行运动功能训练时，头部的控制应放在最重要的位置。头部的控制是运动发育中最早完成的运动，不能控制头部是难以完成其他运动的。因此，要训练仰卧位头部保持正中位，颈部牢固挺起；俯卧位抬头和转动；坐位保持头直立位，进行前后左右头的直立反应训练；拉起时头直立；挺胸抬头。

（3）支撑抬起训练　在训练头部控制的同时，进行躯干肌肉的控制训练，以使身体能够完成翻身和回旋，逐渐实现肘支撑、手支撑、坐位支撑。

（4）翻身训练　小儿开始翻身时要先抬起头，因此，翻身和抬头是密切相关的。

（5）坐位训练　坐位是向立位发育过程中的中间姿势，不能坐就不能站。坐位是日常生活动作的基本姿势，对生活、学习和工作都十分重要。

（6）膝手立位和高爬位的训练　训练重心逐渐上移抬高躯干的能力。从腹爬位开始训练逐渐到膝手立位和高爬。

（7）站立和立位训练　膝立位时，如果能对骨盆和髋关节的控制达到一定程度即可进行立位训练。可以由他人扶站开始，至自己扶站、站立时两手交替拿物、建立立位平衡、单腿站立，必要时可选用辅助器具。

（8）步行训练　不会单腿站立就不会走，所以应在单腿站立的前提下进行双腿交替运动的训练。逐渐过渡到长距离和加速度行走以及具有跨门槛、走不平的路的能力的训练，以满足日常生活的需求。

（9）进食训练　让患儿学习进食动作，手把手教其进食，尽快使患儿学会独立进食。

（10）排泄训练　训练患儿养成定时大小便的习惯，掌握在便盆上排泄的方法。学习使用手纸及穿脱裤子。

（二）孤独症的社区康复

孤独症，又称孤独样障碍、自闭症，是一种广泛性发育障碍，以严重的、广泛的社会相互影响和沟通技能的丧失以及刻板行为、兴趣和活动为特征的精神疾病。随着精神残疾的筛查和诊断方法的成熟，孤独症已成为儿童精神致残的一个重要原因，占精神残疾儿童致残的 60.66%。男性患孤独症的比例高于女性，但女性病情较男性严重。

1. 社区康复目标　首先帮助患儿家属正确理解并接受这种疾病的长期性、顽固性及致残性，做好长期治疗的准备。康复目标应以促进患儿正常发育、开发脑潜能、减缓刻板行为以及消除不良行为为主，使患儿可以恢复一定的社交及沟通能力。

2. 孤独症的评定　一般采用量表进行评定，家庭可使用克氏行为量表（表8-4），此量表简单易操作，灵敏度高，但特异度不高。

表 8-4　克氏行为量表

编号	行为	出现频率		
		从不（0分）	偶尔（1分）	经常（2分）
1	不易与别人混在一起玩			
2	听而不闻，像是聋子			
3	不顾危险			
4	教他学什么，他强烈反对，如拒绝视仿说话成动作			
5	不能接受日常习惯的变化			
6	以手势表达需要			
7	莫名其妙地笑			
8	不喜欢被人拥抱			
9	不停地动，坐不住，活动量过大			
10	不望对方的脸，避免视线接触			
11	过度偏爱某些物品			
12	喜欢旋转的东西			
13	反复怪异的动作或玩耍			
14	对周围漠不关心			

注："从不"指此行为从未有过；"偶尔"指此行为有时出现，但频率不高（每周几次）；"经常"指此行为几乎每天出现，引人注目。此三级分别评分 0、1、2 分。总分≥14 分且"从不"≤3 项，"经常"≥6 项者，可能为孤独症，分数越高，可能性越大。

3. 社区康复治疗　对于孤独症患儿，可进行一些趣味性高，患儿容易配合，且能起到相应训练效果的游戏来提高患儿的功能。在进行各项训练前，可先给予一定的帮助，再根据患者情况逐渐减少辅助量。

（1）全身协调性训练　可进行踢球、双手扔球和骑三轮车的训练来训练患儿的协调能力。

（2）双手精细动作训练　如插彩色小木钉的游戏、捡豆子游戏等均可训练患儿的手指精细功能。

（3）双手协调性训练　可训练患儿双手串珠子。

（4）认知训练　包括对颜色、整体和部分、形状、大小及空间方位的认知训练。

（5）感觉统合训练　可改善患儿由于前庭感觉和本体感觉异常导致的视听协调障碍，如滑板训练、吊缆训练、蹦床训练、翻跟头、走平衡木等。还可改善触觉防御过度或迟钝的问题，如球池游戏、大龙球游戏等。

（6）ADL 训练　包括进食、穿脱衣物、洗漱、如厕等能力的训练。

三、老年人的社区康复

随着医疗卫生事业的发展，国民经济水平的提高，人们对于健康的愈加重视。人的病死率下降，平均寿命显著延长，使老龄化进程不断加快。2010 年第六次人口普查数据显示，我国 65 岁以上老年人比例已经达到 8.87%，我国已然进入了"老龄化"社会。我国家庭结构正在发生变化，从以往的大家庭转变成如今的"421"模式（即四个老人，一对夫妻加上一个孩子），再加上老年人普遍存在功能衰退、患有多种慢性病等问题，必然给本人、家庭及社会造成极大的负担。因此，开展社区康复成为家庭及社会减负的重要途径。

（一）老年人的生理特点

衰老是生物体在生长发育达到成熟以后，随着年龄的增长，其形态结构和生理功能等方

145

面出现的一系列不利于自身的退行性改变。人的生理性衰老是生长过程中必然会发生的，它可表现在身体形态上，如身高、体重及容貌等的变化；还可表现于机体各系统的生理功能的变化上。

1. 循环系统　老年人的心血管系统随着年龄的增长会出现较为明显退化，血管弹性下降，血液黏滞度增大，流动减慢，易形成血栓。老年人的最大心率、心脏每搏输出量、心输出量、压力感受器的敏感性等随着年龄的增加而下降，而外周血管阻力、血压等随着年龄的增加而增加。

2. 神经系统　老年人大脑神经元数量、血流量及耗氧量随着年龄的增加逐渐减少，大脑萎缩逐渐加重，出现记忆和认知功能的减退，神经传导速度下降，反应迟钝。

3. 运动系统　随着年龄的增长，肌纤维逐渐萎缩变细，肌肉的兴奋性和传导性减退，肌纤维的收缩性、延展性及弹性变差，易出现肌肉疲劳、腰酸腿疼，肌力、肌耐力及运动速度呈下降趋势。老年人骨骼中的有机物质含量逐渐减少，骨密度降低，出现骨质疏松，易发生骨折。老年人关节软骨因滑膜钙化和纤维化而失去弹性；毛细血管硬化，使关节供血不足，逐步发生关节软骨变性；韧带、腱膜、关节囊也因钙化和纤维化而僵硬，使关节的灵活性和活动度降低。

4. 呼吸系统　老年人对缺氧和酸碱失衡的调节活动都降低；呼吸肌、膈肌及韧带萎缩，肋软骨钙化，肺及气管弹性减弱，通气和换气功能减退；老年人反射性咳嗽能力降低，肺部痰液不易咳出，加之老年人的免疫功能较差，易引发肺部感染。

5. 其他　老年人的肾脏功能、胃肠系统、内分泌系统等随着年龄的增长，都会出现不同程度的衰退。

（二）老年人的心理特点

1. 记忆　心理变化通常与生理功能的衰老过程密切相关，记忆能力随着老年人年龄的增加、大脑功能的退化而逐渐衰退。保持记忆的方法就是不断重新想起和再次确认，因此，老年人想要提高记忆，就得反复练习。

2. 情绪、情感　老年人由于身体机能下降且受到多种慢性疾病的困扰，再加上家庭因素、经济压力等，会产生焦虑、猜疑和恐惧的情绪，这些情绪会导致心理失衡，直接影响治疗。一旦老年人住院，面对医院陌生的环境，情感脆弱的老年病人极易产生孤独感。丧失生活自理能力的老年人过分依赖于别人的照顾，会导致情绪不稳，感觉退化。

（三）社区康复目标

老年人康复的目标，基本出发点是能够获得足够的独立性，减少或避免依赖。因此在制定康复目标时应强调：以保持日常生活能力为重点；尽早进行功能活动；治疗进程缓慢，且容易出现反复；不要求功能完全恢复，力争最佳结果；充分估计社会、环境因素的影响等。

（四）康复评定

1. 运动功能评定　肌力评定、关节活动度评定、平衡与协调功能评定等。

2. 老年人日常生活活动能力评定　适用于社区的工具性日常生活活动（IADL）常用的量表有快速残疾评定量表（RDRS）、功能活动问卷（FAQ）等。多用于医疗机构的基本日常生活活动（BADL）的常用量表有 Barthel 指数、功能独立性评定量表（FIM）。

3. 生活质量评定　有许多生活质量量表与评定患者生活能力有一定联系，在全面评定患者能力时可以考虑使用。如 WHOQOL－100 量表、MOS SF－36 量表、生活质量指数量表、社会支持量表、生活满意度量表等。

（五）社区康复训练与服务

1. 老年人常用的康复方法

（1）运动疗法 是老年人康复最常用的一种手段。可用于预防残障、改善机体功能障碍、提高患者生存能力以及锻炼身体、延缓衰老等。通过运动锻炼增进肌肉、心肺功能，保持长期 ADL 独立；调动情绪，增加参与社会的机会；减少某些疾病的发生等。在社区老年人的康复训练中，应针对老年人不同致残性疾病的特点制定运动处方。

（2）理疗 是应用各种电、光、磁、冷、热等物理学因素，通过直接作用引起局部组织发生生理、生化改变，或通过神经反射、体液途径以及经络穴位等间接作用调节全身状态。这种治疗方法简单、经济、奏效快、副作用小，易于被社区大多数老年人所接受。但是由于老年人感官功能的减退，所以在理疗时应注意使用的禁忌证。

（3）中医传统疗法 运用针灸、推拿、拔罐、艾灸等方法达到治疗不同疾病的目的。

（4）其他 老年致残性疾病的功能障碍可有不同的表现，作业、言语、心理等多种康复训练方法适用于社区不同的老年患者。

2. 社区老年康复服务 老年人的疾病问题可困扰老年人终身，以社区为范畴的康复服务可以极大地方便年老体弱、功能障碍的老年患者，使他们在家中或在离家不远的地方获得及时的、全面的康复照顾，主要包括以下服务措施。

（1）建立老年康复档案 老年人康复档案是记录老年人康复过程的系统文件。通过康复档案可以全面了解老年人个案的家庭、社会背景、所患疾病、目前的功能障碍及康复治疗过程等，便于长期观察，连续追踪，可以随时评估老年人健康状态。老年康复档案资料也是实施有针对性的、系统的康复计划和措施的依据。

（2）社区康复服务 许多老年疾病的功能恢复往往是一个漫长的过程，但由于家庭、经济等因素导致老年人在疾病急性期和恢复早期的住院治疗之后，到恢复中、后期就会进入社区和家庭的康复，因此，社区康复能否有效开展将直接影响老年患者的生活质量。社区中可以开展针对老年个体和群体的健康教育，使老年人获得相关的健康知识与技能，建立良好的生活方式和行为方式，预防残疾的发生。对于已经出现功能障碍的患者，通过教育使他们积极主动的配合训练和治疗，最大限度地减少残疾的影响。专业康复人员指导老年人使用简单易得的训练器具（如弹力带、社区健身器械等）及科学的训练方法就地、就近接受长期的康复训练。

第四节 社区残疾预防

扫码"学一学"

 案例导入

【案例】

患儿王某，女，4岁，因"孤僻、刻板行为"入院治疗。患儿一直以来不与人交流，不能与同龄儿童建立伙伴关系。呼名大多听而不闻，无应答。经常用手拍头，阻止无效。好动，无法安静。门诊以"孤独症"收入院做进一步治疗。

【讨论】

开展社区孤独症康复的重要性是什么？

一、社区残疾预防的重要性

（一）社区残疾预防的意义

有关资料表明，在发展中国家一半以上的致残原因是可以预防的，社区作为人们生活的基本场所，必然是残疾预防工作的前沿阵地。通过对社区的发病率、患病率、死亡率、遗传病患病率、出生缺陷率、残疾现患率等指标的统计，可全面反映该社区人群的身体素质，社区人群身体素质的高低与残疾预防密切相关。只有做好每个基层社区的残疾预防工作，才能增进整个国家和民族的健康水平。

（二）残疾的三级预防

残疾预防是指在病、伤、残的发生前后采取措施，防止残疾的发生或减轻功能障碍的程度。以一级预防为重点，同时加强二级、三级预防，使残疾预防和社区康复相辅相成，互相促进，共同发展。

1. 一级预防 消除或控制可能导致残疾的各种因素，避免发生原发性残疾的过程。如强调优生优育，进行免疫接种，加强管理与健康教育等。一级预防可降低残疾发生率70%，故应放在残疾预防的首位。

2. 二级预防 伤病发生之后，采取积极主动的措施，防止出现残疾，可降低残疾发生率10%～20%。二级预防要做到"三早"，即早发现、早诊断、早治疗，才能降低原发疾病致残的概率。

3. 三级预防 残疾已经发生，采取各种积极的措施，防止残疾转化为残障。需综合应用康复治疗手段，最大限度地让功能障碍者获得自主生活的能力，回归家庭和社会。

二、社区残疾预防的实施方略

（一）坚持"预防为主"的战略方针

"预防为主"的方针必须落实到基层社区中，渗透到社区卫生、劳动、计划生育、教育、环保等部门工作领域中，渗透到社区公众意识行动中，才能真正有效地降低各种先天、后天因素的致残率。

（二）建立健全工作体系，采取社会化的工作方式

建立以政府为主导，有关职能部门密切配合，动员社会力量和广大群众积极参与的工作体系，以社会化的工作方式开展社区残疾预防工作。各部门应结合各自的业务领域，在残疾预防中发挥作用。采取将部门本职业务管理与残疾预防某一领域结合起来的一体化实施方式，这既是牵头单位的职责，又扩展到了残疾预防领域。

（三）加强残疾预防的法制建设

加强国家残疾预防的立法工作，健全相关法律制度，同时加大执法力度，提供法律咨询及服务。

（四）因地制宜开展残疾预防和康复的重点工程

根据不同社区残疾的流行病学特点，针对危害面大、可预防的致残因素，结合社区现有条件和基础，制定符合实际情况的工作规划，开展重点预防工作，明确目标和原则、任务和措施、监测与评估等。

（五）与社区卫生服务初级卫生保健相结合

残疾预防与社区卫生服务初级卫生保健密切相关，其目的是通过最基本的卫生保健，

减少疾病和残疾的发生，减轻残疾的程度，提高大众健康水平。此外，社区卫生服务和初级卫生保健的工作内容和任务，如传染病预防、地方病防治、安全饮用水供应、劳动保护、交通安全、健康教育、精神卫生、环境卫生、妇幼保健、提供基本的药物等，也是残疾预防的重要环节和途径。社区中实施的残疾预防在组织管理、工作内容、服务提供方式等方面互相渗透，共同组成了实现人类健康的环节。

（六）开展健康教育，普及科学知识

应将社区残疾预防作为健康教育的内容，使社区大众在增强自我保健能力的同时，增强防残和康复的意识和能力。要充分利用社区的广播、电视、报刊等传媒，将残疾预防和康复作为经常性宣传内容。同时针对不同人群开展有针对性的教育。如对新婚夫妇开展优生优育教育等；对青少年开展加强心理与社会、行为方面的健康教育和卫生常识教育等；对老年人和慢性病病人开展自我保健教育等。

（徐珊珊）

本 章 小 结

本章主要介绍了社区康复的基本概念，包括社区康复服务的目标与任务，社区康复的工作方法及内容；社区康复服务的对象、形式及工作任务；社区中常见伤、病、残者，儿童及老年人的康复训练及原则；社区残疾预防的重要性。

社区康复作为医院治疗、机构康复一个重要的延伸，其主要目标就是让患者掌握独立生活的能力，提高生活质量，重返生活、学习和工作。本着这样的目标，建立社区康复工作模式，为不同的患者提供相应的社区康复方案。

通过本章的学习，对社区康复工作方法有一定的了解，学会为社区功能障碍者提供康复服务。

习 题

扫码"练一练"

一、选择题

1. 关于社区定义，下列解释最全面、最正确的是（　　）

    A. 是指一个村庄　　　　　　　　B. 是指一个街区

    C. 是指一个自然社区　　　　　　D. 是指一个公社或团体

    E. 是指聚居在一定地域范围内的人们所组成的社会生活共同体

2. 与机构康复相比，社区康复的最大特点是（　　）

    A. 领导机构不同

    B. 康复方法与手段的不同

    C. 需要残疾人本人主动参与，机构康复不需要残疾人主动参与

    D. 康复训练就地就近，方法简单易行，技术实用有效，器材因陋就简、就地取材

    E. 社区按照全面康复的原则为社区残疾人提供医疗、教育、职业、社会等方面的康复服务

3. 第 47 届联合国大会确定（　　）为国际残疾日
　　A. 12 月 3 日　　　　　　　　B. 11 月 3 日
　　C. 10 月 3 日　　　　　　　　D. 12 月 13 日
　　E. 10 月 10 日

4. 以下（　　）属于我国的社区范围
　　A. 县城　　　　　　　　　　B. 乡镇及街道居委会
　　C. 自然街　　　　　　　　　D. 市区
　　E. 自然村

5. 2002 年 8 月国务院办公厅转发卫生部、民政部中残联等六部《关于进一步加强残疾人康复工作》提出到（　　）实现残疾人"人人享有康复服务"目标
　　A. 2005 年　　　　　　　　　B. 2008 年
　　C. 2010 年　　　　　　　　　D. 2012 年
　　E. 2015 年

6. WHO 提出社区康复这种康复途径的时间是（　　）
　　A. 1945 年　　　　　　　　　B. 1994 年
　　C. 1978 年　　　　　　　　　D. 1980 年
　　E. 1970 年

7. 在我国分布广泛，数量最大，康复条件比较优越的康复机构是（　　）
　　A. 康复中心或康复医院　　　　B. 综合医院的康复医学科
　　C. 疗养院　　　　　　　　　D. 社区康复站
　　E. 社区康复门诊

8. 下列不属于社区康复特点的是（　　）
　　A. 服务的覆盖面广
　　B. 简便高效
　　C. 因陋就简
　　D. 既含有医学康复工作，也有教育康复和社会康复工作
　　E. 康复技术力量强

9. 下列不属于康复医疗机构的组织形式的是（　　）
　　A. 医院康复科　　　　　　　B. 聋哑儿的特殊教育
　　C. 康复中心　　　　　　　　D. CBR
　　E. 康复门诊

10. WHO 提出社区康复这种康复途径其根本战略目标是（　　）
　　A. 所有残疾人回归家庭　　　　B. 所有残疾人回归社会
　　C. 实现残疾人事业规划　　　　D. 让人人享有康复服务
　　E. 让人人享有生活质量

二、简答题
1. 简述社区康复的基本原则。
2. 简述社区康复与机构康复的关系与区别。

参考答案

第一章

1. C 2. E 3. D 4. A 5. C 6. A 7. C 8. D 9. A 10. E 11. E

第二章

1. D 2. A 3. C 4. B 5. E

第三章

1. E 2. E 3. C 4. A 5. D

第四章

1. D 2. D 3. E 4. E 5. E 6. E 7. E 8. C 9. A 10. E

第五章

1. E 2. E 3. D 4. B 5. C 6. B 7. B 8. B 9. E 10. E

第六章

1. A 2. D 3. C 4. B 5. A 6. A 7. D 8. C 9. D 10. D 11. C 12. A 13. C
14. A 15. D 16. A 17. B 18. C

第七章

1. C 2. A 3. A 4. B 5. D 6. B 7. E 8. B 9. D 10. C 11. E 12. C 13. C
14. A 15. B

第八章

1. E 2. D 3. A 4. B 5. E 6. C 7. B 8. E 9. B 10. D

参考文献

[1] 黄晓琳，燕铁斌. 康复医学 ［M］. 6 版. 北京：人民卫生出版社，2018.

[2] 王宁华. 康复医学概论 ［M］. 3 版. 北京：人民卫生出版社，2018.

[3] 顾建安. 康复医学 ［M］. 2 版. 北京：科学出版社，2015

[4] 付克礼. 社区康复学 ［M］. 北京：华夏出版社，2013.

[5] 全国残疾人康复工作办公室. 社区康复工作上岗培训教材 ［M］. 北京：华夏出版社，2006.

[6] 王刚. 社区康复学 ［M］. 北京：人民卫生出版社，2013.

[7] 李晓捷. 人体发育学 ［M］. 北京：人民卫生出版社，2008.

[8] 季成叶. 儿童少年卫生学 ［M］. 北京：北京大学医学出版社，2006.

[9] 王俊华，杨毅. 康复医学导论 ［M］. 北京：人民卫生出版社，2019.

[10] 田宝，张扬，邱卓英. 两次全国残疾人抽样调查主要数据的比较与分析 ［J］. 中国特殊教育，2007（08）：54－56.

[11] 邱卓英，陈迪. 基于 ICF 的残疾和康复信息标准体系及其应用研究 ［J］. 中国康复理论与实践，2014，20（6）：501－507.

[12] 马洪路，林霞. ICF 社会参与评定与社会康复［J］. 中国康复理论与实践，2005，11（4）：315－316.

[13] 杨毅. 康复医学概论 ［M］. 上海：复旦大学出版社，2009.